쉽게 배우는

심전도

Electro Cardio Gram

책임 감수 박연환

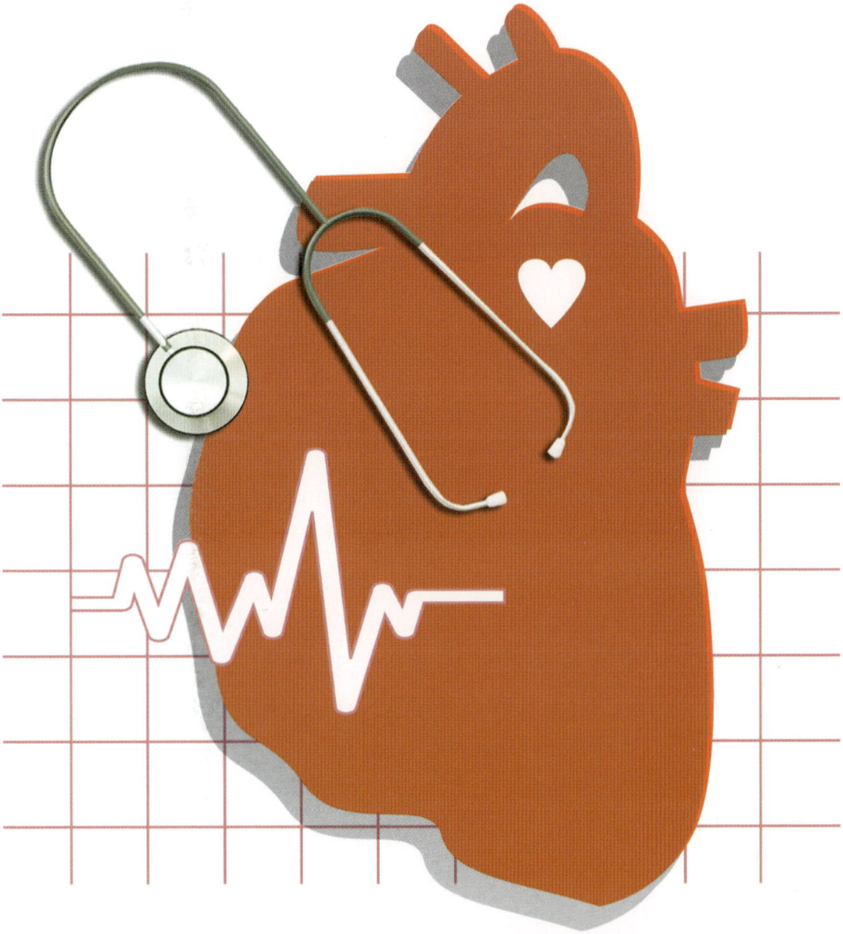

MEP 의학교육

The Publisher agrees to give credit on the copyright page of the Translated Work in the following terminology;

Authorized translation from the Japanese language edition, entitled

これならわかる！かんたんポイント心電図　第2版

ISBN : 978-4-260-01191-4

著：奥出　潤

published by IGAKU-SHOIN LTD., TOKYO Copyright© 2011

Korean language edition published by MEDICAL EDUCATION Publishing Co., Copyright© 2014

머리말

심장병이나 고혈압, 동맥경화를 가진 환자는 점점 증가되는 추세이다.

어떤 병동에 가더라도 고령자가 넘친다. 그렇다면 심전도 정도는 알아두어야 하지 않을까 생각한다.

그렇게 생각은 하지만 막상 심전도를 공부하려고 하면 너무 어렵게 느껴지기 십상이다.

심전도 책은 샀지만 공부하는 도중에 책을 던져버린 사람도 많을 것이다.

이 책은 심전도에 알레르기를 가진 사람을 위한 심전도 입문서이다.

심전도에서 가장 어렵다고 하는 전기생리나 이온의 출입, 자극전도계 등을 과감하게 요약해서 설명하였다.

요점을 압축해 놓았기 때문에 읽는 중에 심전도의 구조에서부터 임상에서 볼 수 있는 심전도의 진단까지 자연스럽게 이해할 수 있을 것이다.

이 책은 심전도 공부를 시작하는 사람이나 심전도를 다시 한 번 정리하려는 사람에게 아주 적합하게 구성되어 있다.

등장인물은 신입 간호사 지혜 씨, 간호주임, 심장혈관외과의 O교수이며, 신입 간호사 지혜 씨와 간호주임이 심장혈관외과의 O교수에게 심전도의 전 과정을 기초부터 배워나가는 것으로 구성되어 있다.

자, 여러분도 지혜 씨와 함께 심전도 공부를 시작해 보자.

저자

CONTENTS

Chapter1 심전도 공부를 시작하자!

Chapter2 심전도의 기본

Chapter3 심전도 형성과정의 이해

CONTENTS

Chapter4 실제의 심전도 읽기

Chapter5 환자의 심전도 읽기

심장비대와 각차단

허혈성 심질환

부정맥

Chapter6 기타 심전도

Chapter7 임상에 활용하기

column

Chapter 1

심전도 공부를 시작하자!

1 심전도 공부를 시작하자!

+ 등장인물

지혜 : 근무 1년째인 신입 간호사

주임 : 소화기내과 병동 주임

Dr. O : 심장혈관외과 과장

어머, 지혜 씨 무슨 일 있어요?

심전도(electrocardiogram; ECG)가 문제예요.

무슨 말이에요.

야근할 때 모니터에서 부정맥arrhythmia이 많이 나타나는 환자가 있어 당직 Y선생님에게 전화를 했더니 갑자기 "**굴리듬**(동리듬, sinus rhythm)**인가 AF**atrial flutter**인가?**" 하고 물어보시는데 대답을 못했더니 "아직 공부가 부족하군" 하고 한마디 하시는 거예요. 맥이 빠져서…….

순환기내과의 Y선생님은 볼 때마다 항상 무서워요.

하지만 어렵다고 피하기만 해서는 안 되겠다고 생각해서 어제 서점에서 심전도 책을 사왔어요.

지혜 씨 훌륭해요.

하지만 해부나 전기, 이온 같은 어려운 것만 있어서 전혀 머리에 들어오지 않아요. '**굴리듬**'도 '**AF**'도 아직 무엇인지 모르겠어요.

그럼, 좋은 생각이 있어요. 심장혈관외과의 **O 선생님**에게 가르쳐달라고 하는 거예요. 중환자실(Intensive Care Unit; ICU)의 로테이션 간호사 교육강의로 심전도를 강의하시는데 실제 상황에 맞게 쉽게 강의하신다는 평판이 있어요. 저도 소화기내과로 이동한 지 꽤 시간이 지났고, 심전도 지식도 정리하고 싶으니까 함께 배워요.

좋아요~.

등장인물

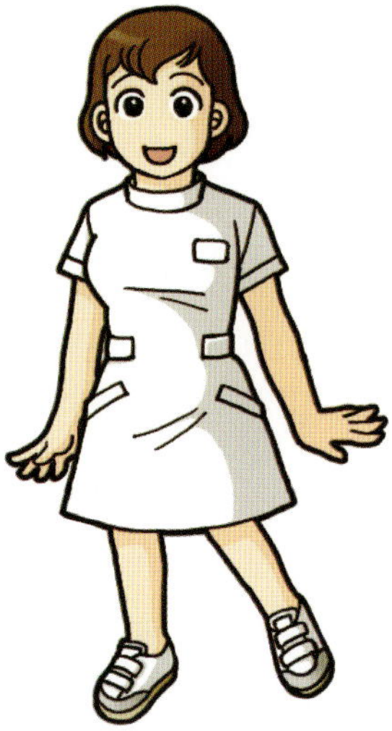

지혜

근무 1년째의 신입 간호사

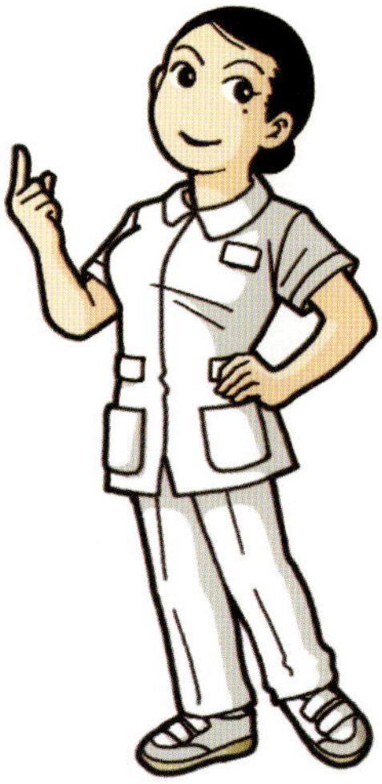

간호주임

소화기내과 병동의 주임

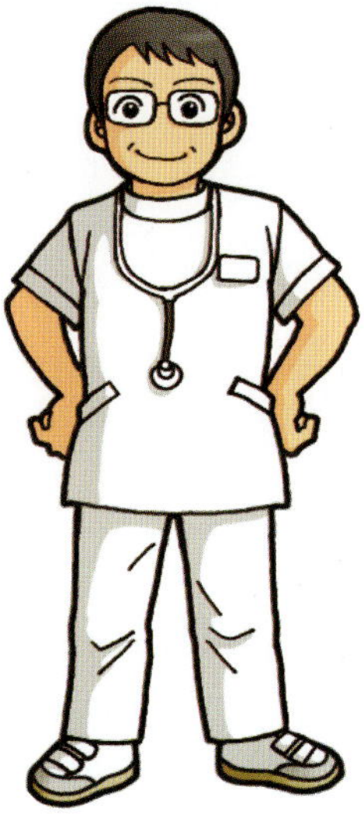

Dr.O

심장혈관외과 과장,
ICU도 겸임

2 심전도의 중요성과 생활습관병

잘 부탁드립니다.

오, 어서 오세요. 심전도 공부를 하려고 하다니 훌륭하네요.

저는 간호사가 된 지 얼마 되지 않았는데 입원환자가 모두 고령이라 고혈압이나 심장병, 부정맥을 가진 사람이 많아서 깜짝 놀랐습니다. 심전도를 어느 정도는 알아야 할 것 같아요.

그래요. 순환기 병동이 아니라도 심장질환이 있는 환자는 계속 늘어나고 있기 때문이지요. 또 외래에서도 순환기계 기초질환이 있는 환자가 많이 내원하고 있어요. 오른쪽 그림은 **최근 사망원인의 추이**를 나타낸 것입니다. 사망원인이 지금까지는 뇌졸중이 많다고 알려져 있었지만 현재는 심장질환이 증가하고 있어요.

하지만 역시 암이 많지요?

그렇죠. 하지만 이건 사망원인의 통계예요. 암환자 중에서도 심장이나 혈압의 지병이 있는 사람이 많다는 것을 잊어서는 안 됩니다. 의료현장에서는 어떤 환자를 대하더라도 늘 심장질환을 의식하고 있어야 해요. 그럴 때에 **심전도** 지식은 중요한 도구로서 도움이 될 것이니 열심히 공부하기 바랍니다.

심장질환은 왜 증가하고 있나요?

역시 **식생활이나 생활방식의 변화**가 큰 원인이라고 추측해요. 즉, **생활습관병**life style disease이라고 생각해요.

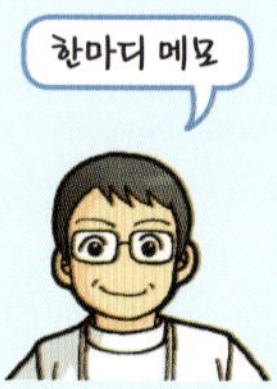

성인병(adult disease)과 생활습관병(life style disease)

이 두 가지는 병의 내용에는 중복되는 부분이 많지만, '성인병'은 본래 병의 조기발견을 목표로 한 말이다. 그에 비해 '생활습관병'은 생활습관을 개선함으로써 발병을 예방하거나 병의 진행을 막으려는 생각에서 붙여진 이름이다.

주요 사망원인별로 본 사망률의 연차추이

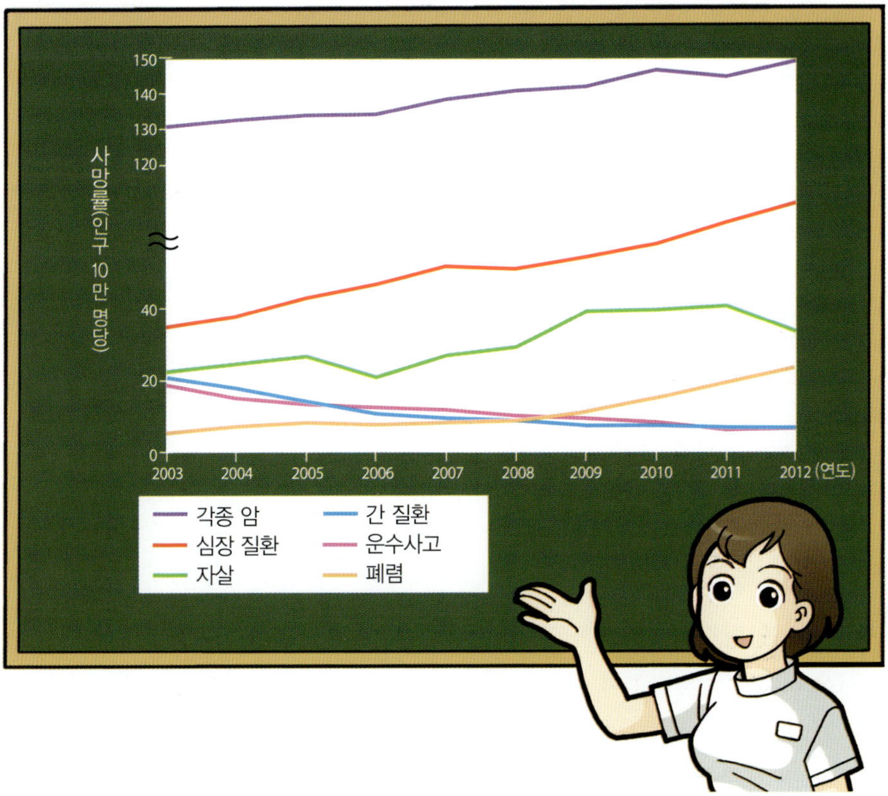

생활습관병life style disease이란?

생활

- 식생활(과식 · 편식)
- 운동부족
- 과로
- 스트레스
- 흡연
- 음주(과음)

→

생활습관병

- 비만
- 고지혈증(지질이상증)
- 당뇨병
- 고혈압
- 협심증 · 심근경색
- 암
- 폐질환(COPD)
- 뇌졸중
- 간질환
- 골다공증
- 통풍
- 치주질환

3 심장질환의 위험인자와 대사증후군

생활습관병에는 다양한 생활습관과 관련된 많은 병이 포함되어 있지만, 특히 중요시되는 것이 동맥경화성 질환이며 그 중심이 되는 것이 **협심증**angina pectoris이나 **심근경색**myocardial infarction과 같은 심장질환입니다. 이러한 심장질환에 관여하는 요소는 오른쪽 그림(p.15, 심장질환의 위험인자)과 같이 많이 있고 서로 밀접하게 연관되어 있는데, 이들 요소를 '**위험인자**risk factor'라고 합니다.

보기만 해도 '위험'한 요소라는 생각이 드네요.

하지만 그 위험인자는 나이가 들면 누구라도 다소 관련이 있을 것 같은 흔한 것들이라는 것도 알 수 있겠지요? 이것을 반대로 말하면 스스로 개선할 수도 있다는 것입니다.

우리 아버지는 건강진단에서 '대사증후군metabolic syndrome'이라고 판정받아 다이어트한다고 노력하고 계세요.

대사증후군은 내장지방의 양을 중심으로 해서 동맥경화성 질환의 위험인자를 조합한 견해입니다. 오른쪽(p.15, 대사증후군의 진단기준)에 그 진단기준을 제시했으니 참고하세요. 복부둘레의 기준에는 다른 의견도 있고 비만에만 너무 관심을 집중시켰다는 등의 비판도 있지만, 누구라도 쉽게 알 수 있기 때문에 사람들이 건강에 관심을 기울일 수 있는 좋은 계기가 되었다고 생각해요.

모두들 대사증후군에 신경쓰고 있어요.

위험인자는 복합적으로 개선되면 그 효과가 더욱 커진다고 해요. 다이어트로 체중을 줄이는 데에만 치중하지 말고 규칙적인 **생활**과 **운동**을 할 것, **금연**할 것, 식사를 싱겁게 할 것 등 **생활 전반**의 개선이 중요합니다.

네. 제가 지도하겠습니다.

자, 그럼 심전도 공부를 시작해 볼까요?

심장질환heart disease의 위험인자

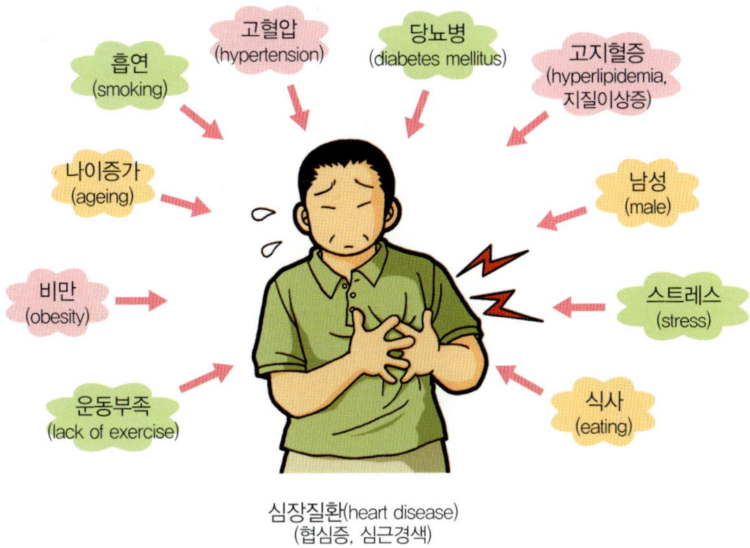

대사증후군metabolic syndrome의 진단기준

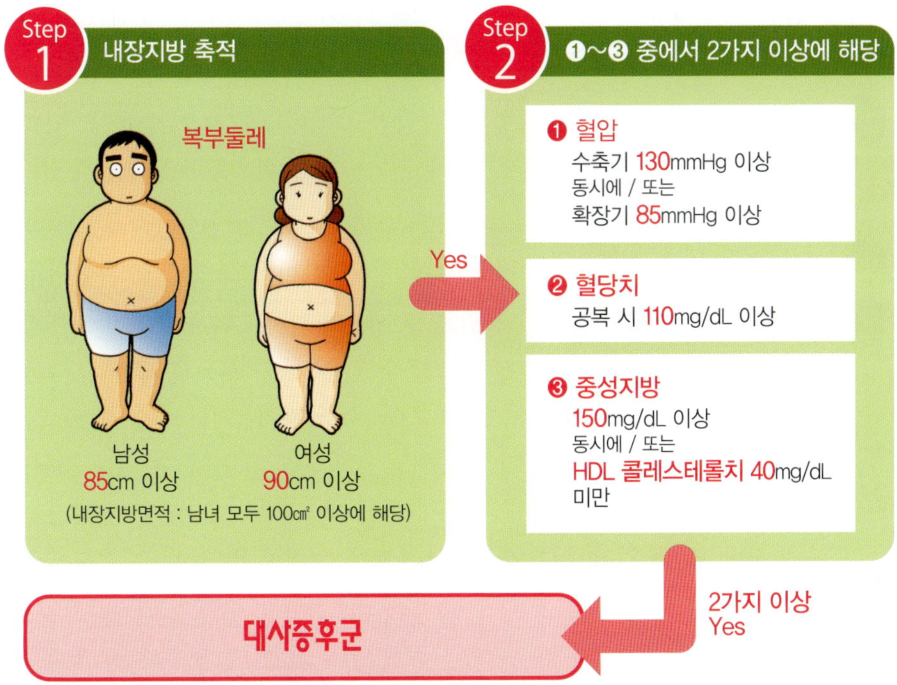

4 심전도 진단의 4가지 단계 ①

그러면 심전도의 기초에 들어가기 전에 다음 표를 봅시다.

+ 심전도 진단의 4가지 단계

1. 바르게 찍는다.
2. 바르게 읽는다(정확하게 표현한다).
3. 바르게 진단한다.
4. 바르게 치료한다(바르게 대처한다).

1단계 : 바르게 찍는다

우선 정확하고 깨끗한 심전도를 스스로 찍는 것이 기본입니다. 보통은 검사기사에게 맡겼을지 모르지만 여러분 스스로도 12유도 심전도를 찍을 수 있기를 바랍니다.

2단계 : 바르게 읽는다(정확하게 표현한다)

실은 이 2단계가 가장 중요합니다. 심전도의 어디를 보면 좋은가, 어디가 정상과 다른가, 왜 이 심전도는 문제가 되는가? 하는 등의 심전도를 읽는 '눈'을 가져야 합니다.

그러면 정상의 심전도가 어떠한 형태인지 이해하지 못하면 안 되겠네요.

그렇지요. 따라서 심전도의 성립과 구조에 대해서도 최소한의 이해가 필요하죠. 또 한 가지 그 심전도를 '말로 표현할 수 있는 것'도 매우 중요합니다. 정확하게 말로 전달할 수 있는가, 간호기록에 기재할 수 있는가, 의사에게 전화로 설명할 수 있는가? 스스로 진단을 내리지는 못해도 정확하게 표현할 수 있는 것이 우선 간호사에게 필요해요. 물론 이를 위해서는 용어나 측정, 표현방법도 알아두어야 하고 무엇보다 심전도의 구조를 이해하지 못하면 어려운 일이지요.

1단계 : 바르게 찍는다

신속하고 바르게 좋은 심전도를 찍을 수 있는가?

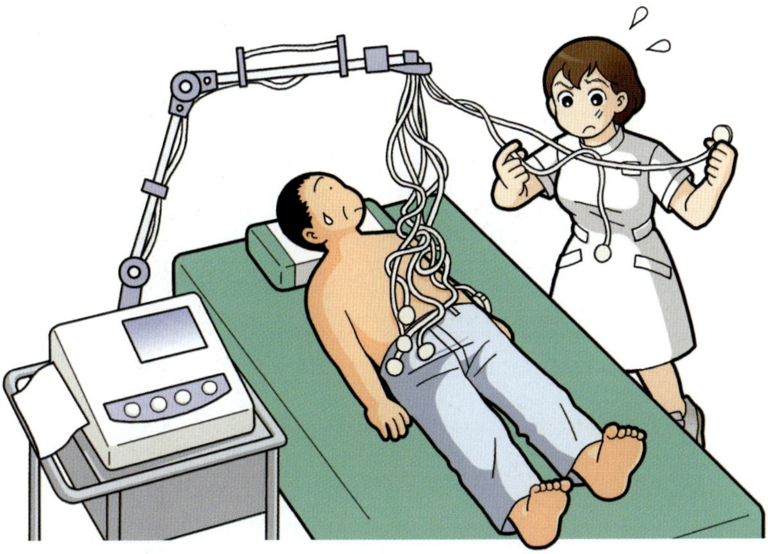

2단계 : 바르게 읽는다(정확하게 표현한다)

바르게 표현하고 전달할 수 있는가?

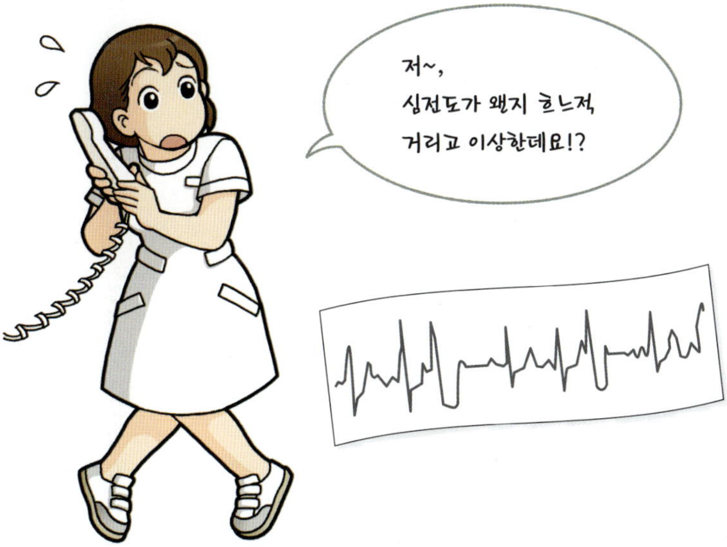

5 심전도 진단의 4가지 단계 ②

3. 바르게 진단한다.
4. 바르게 치료한다(바르게 대처한다).

심전도로 병을 진단하고 이것을 치료하는 것은 역시 의사의 일입니다. 그러면 여러분과 같은 현장의 간호사는 어디까지 알아야 할까요? 나는 일반 간호사는 1단계과 2단계를 확실하게 할 수 있는 것이 우선 중요하다고 생각합니다. 그 다음에 3단계와 4단계의 일부를 할 수 있다면 합격입니다.

우와~, 3단계와 4단계의 일부라면 우리가 진단이나 치료도 해야 하나요?

음, 그건 어떤 종류의 부정맥arrhythmia이나 급성 심근경색acute myocardial infarction과 같이 응급처치나 치료가 필요한 유형의 병에 대해서는 간호사도 대략적인 진단을 할 수 있기를 바라기 때문입니다. 예를 들면 야근할 때, 아침까지 기다려도 되는지 당직의사를 깨워야 하는지 하는 것과도 관계가 있어요. 그리고 심실잔떨림(심실세동, ventricular fibrillation)은 심정지cardiac arrest와 동일하기 때문에(p.132 참고) 당연히 의사를 불러야 하지만 바로 심장마사지나 소생술을 시작해야 하기 때문에 이것은 이미 4단계가 되는 것입니다. 심폐소생술(cardiopulmonary resuscitation; CPR)은 이미 배웠지요?

네, 신입 연수 시에 배웠어요.

우선, 의식상태와 호흡상태를 점검해야 합니다. 그리고 큰 소리로 사람을 불러 모으고 가능한 한 빨리 심폐소생술을 시작해야 해요.
새로운 가이드라인에서는 우선 첫 번째로 복장뼈 압박에 의한 심장마사지의 실시를 권장하고 있기 때문에 주의하기 바랍니다.

소생의 ABC가 아니라 CAB이군요.

평소에 연습해둘 필요가 있습니다.

3단계 : 바르게 진단한다

긴급한가의 판단은 간호사에게도 필요하다.

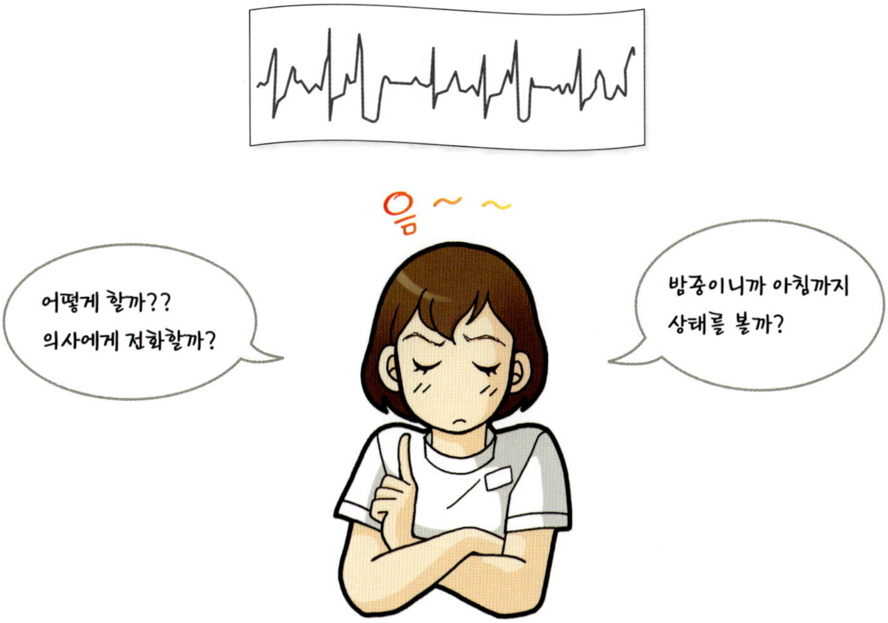
음~~
어떻게 할까??
의사에게 전화할까?
밤중이니까 아침까지
상태를 볼까?

4단계 : 바르게 치료한다(바르게 대처한다)

심실잔떨림(ventricular fibrillation), 심정지(cardiac arrest)는 바로 심장마사지를 시행!!

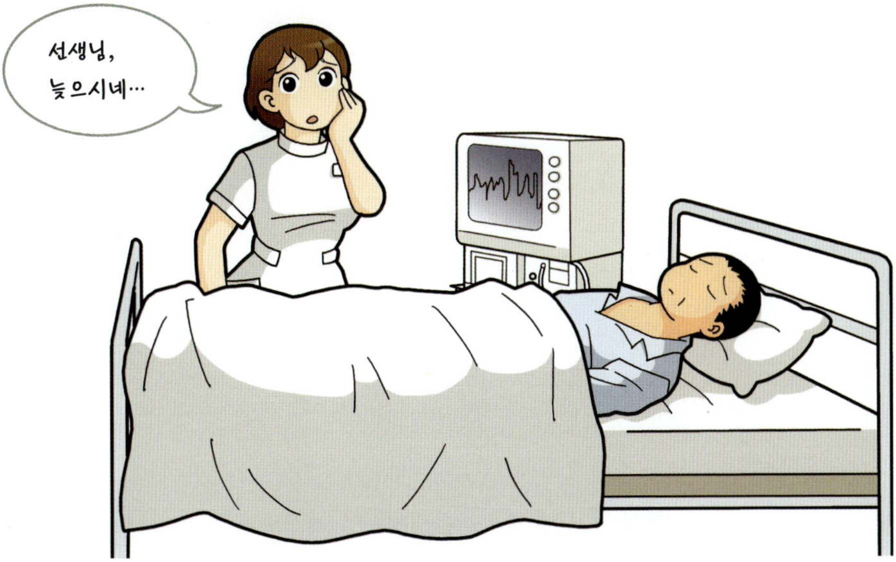
선생님,
늦으시네…

6 이상적인 전화 보고

자, 그럼 여기에서 잠깐 예를 들어봅시다. 오른쪽 페이지(p.21)의 문장을 읽어보기 바랍니다. 제목은 '**간호사에게서 걸려 오는 이상적인 전화**'입니다.

굉장해요! 하지만 저는 의미를 전혀 모르겠어요.

이런 전화가 오면 의사는 한밤중이라도 바로 병동으로 달려가서 심장카테터 cardiac catheterization 검사 준비를 하게 될 것입니다. 게다가 이런 간호사가 병동에 있다면 우리에게는 큰 도움이 되지요.

이 전화에서 간호사는 조금 전 **2단계**의 '**표현하는 것**'이 가능하기 때문에 의사에게 잘 전달하고 있는 것입니다. 게다가 이 간호사는 이 심전도가 긴급을 요하는 **심근경색**myocardial infarction일 가능성이 높다는 것을 알고 있기 때문에 밤중에 전화하는 것으로 **3단계**에도 발을 들여놓은 것입니다.

그런데 이 전화에서는 사실 심전도의 단계보다, 그 전에 더 중요한 것이 있습니다. 뭘까요?

환자의 상태를 관찰하는 것입니다.

그렇죠. 역시 주임이라 다르군요. 우선,

① **환자가 있는 곳에 가는 것**입니다. 그리고
② 언제부터 어떠한 **증상**이 나타나는가?
③ **혈압** · **맥박** · **호흡** 등의 **생명징후**vital sign는 어떠한가?
④ **의식**은 어떠한가?
⑤ **식은땀**cold sweat, **부종**edema은 있는가?
⑥ **손발은 차가운가, 따뜻**한가?

아무튼 환자에게 가서 상태를 직접 보는 것이 먼저입니다. 그리고 나서 심전도를 검토해도 됩니다.

⑦ **모니터의 심박수와 실제 환자의 맥박수가 일치하고 있는가**?

를 확인하는 것도 중요합니다. 모니터의 '숫자'를 그대로 믿을 수 없는 경우도 있기 때문입니다(p.156~159 참고).

이 전화는 공부를 끝낸 다음 다시 한 번 읽어 봅시다.

이상적인 전화 보고

깊은 밤, 당직실에 전화가 걸려 왔습니다.

여보세요, 선생님이세요? 밤 늦게 죄송해요.
2층병동의 간호사 ○○입니다.

오늘 아침, 협심증이 의심되어 검사받기 위해 입원한 A씨인데요.

11시경부터 가슴이 답답하다고 해요.

지시에 따라 니트로글리세린nitroglycerin을 설하투약(혀밑투약, sublingual medication) 했는데 15분 경과해도 효과가 없고 식은땀을 흘리면서 괴로워하고 있어요.

혈압은 140mmHg의 75mmHg이고 맥박은 75회/분인데 부정맥이에요.

모니터에서 보기에는 기본 리듬은 굴리듬(동리듬, sinus rhythm)이고, 심실 주기외수축PVC이 산발해 있지만 short run이나 run은 없는 것 같아요.

12유도를 찍어 보았더니 II, III, aVF 에서 ST가 10mm 정도 상승해 있어요.
입원 시에 찍은 심전도에서도 ST가 약간 상승해 보였지만 지금은 그에 비해 뚜렷하게 상승해 있어요.
선생님, 어떻게 하면 될까요?

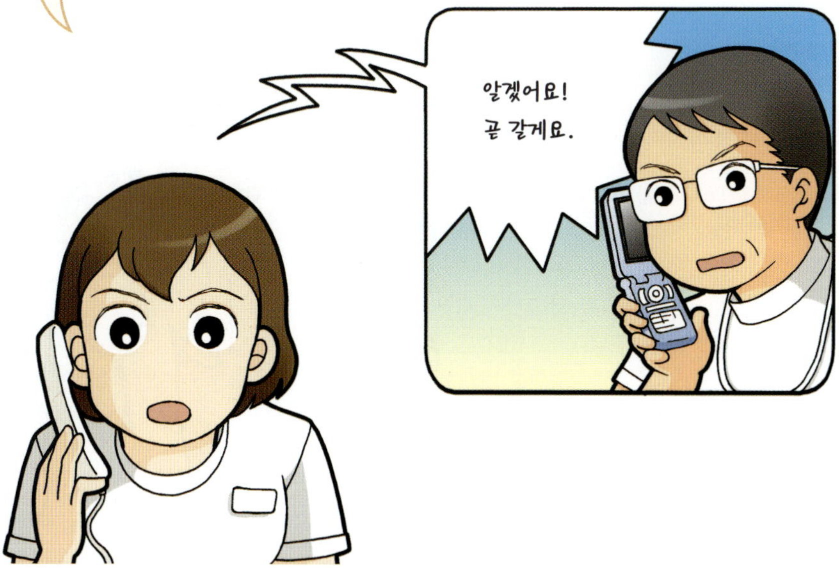

column 1

심전도는 누가 찍는가?

“조금 전에 의뢰한 심전도는 아직 나오지 않았나요?”

“죄송해요. 기사가 모두 바빠서 아직 찍지 못했어요”라고 말하는 간호사.

‘음, 순환기과 이외의 병동에서는 역시 심전도는 검사 기사가 찍는구나’라고 할 수도 있다. 그러나 심전도는 긴급을 요하는 경우가 많아, 간호사라면 누구나 찍을 수 있는 것이 좋다. 발작 시의 심전도도 중요하다.

더욱이 옛날의 심전계와 달리 최신의 심전계는 디지털로 처리되기 때문에 대부분 기선의 위치나 배율도 자동으로 조절되어, 버튼을 누르기만 하면 깨끗한 심전도가 찍힌다. 게다가 전자진단서나 필름이 없는 시스템에서는 심전도가 자동적인 데이터로 들어오는 경우도 있다.

따라서 심전도는 혈압측정이나 주사, 채혈과 같은 기본적인 기술로서 익혀 두는 것이 좋다.

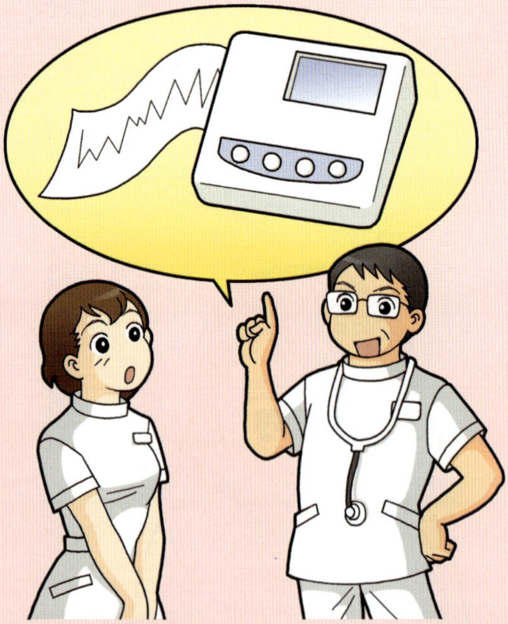

Chapter 2

심전도의 기본

1 해부의 포인트는 2가지뿐 ①

그러면 심전도의 기본으로서 우선 해부에 대해서 간단하게 공부합시다. 몸에서 돌아온 정맥혈venous blood은 다음과 같은 순서로 이번에는 몸 전체로 보내집니다.

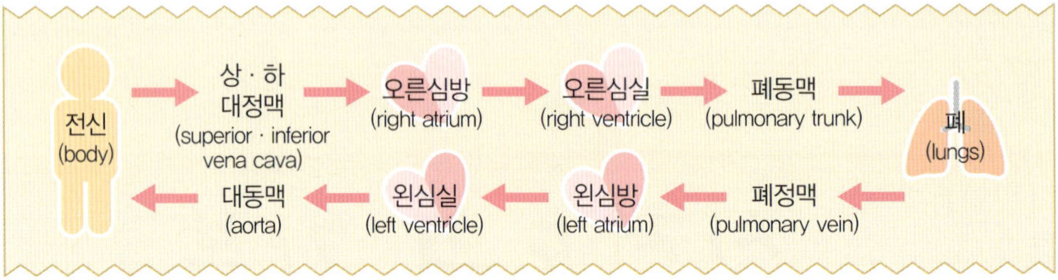

심장을 구성하는 중요한 것은 **2개의 심방과 2개의 심실**이며 거기에 **4개의 판막**이 있습니다. 그중에서 전신에 혈액을 내보내는 **펌프로서 가장 중요한 역할을 하는 것은 왼심실**입니다. 그래서 가장 많은 힘을 사용하는 장소이기 때문에 심장의 근육도 매우 두껍고 강하지요. 오른쪽 페이지(p.25) 밑에 있는 심장의 횡단면을 보세요.

정말이네요. 왼심실이 거의 다 차지하고 있고 오른심실은 가로로 붙어 있는 것처럼 보이네요.

그래요. 두꺼운 심장근육으로 이루어진 왼심실이 심장의 많은 부분을 차지하고 있지요.

해부의 포인트 1 심장의 대부분은 왼심실이 차지하고 있다.

이러한 사실은 곧 심전도에서도 그 **파형의 중요한 부분이 왼심실에 지배되고 있다는 것**이니까 잘 기억해 두기 바랍니다. 심방은 심실보다 훨씬 얇은 심장근육으로 이루어져 있다는 것도 알아 둡시다.

한마디 메모

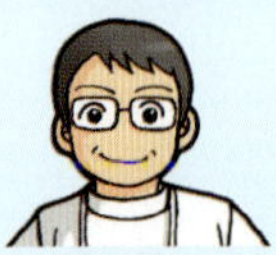

해부학이나 생리학에서는 '오른심방(우심방), 왼심방(좌심방), 오른심실(우심실), 왼심실(좌심실)'이라고 부르는데, 임상에서는 '우방, 좌방, 우실, 좌실'이라고 부르는 경우가 많다. 왼심실비대도 대개 '좌실비대'라고 한다.

순환계의 해부

오른심장계(우심계)

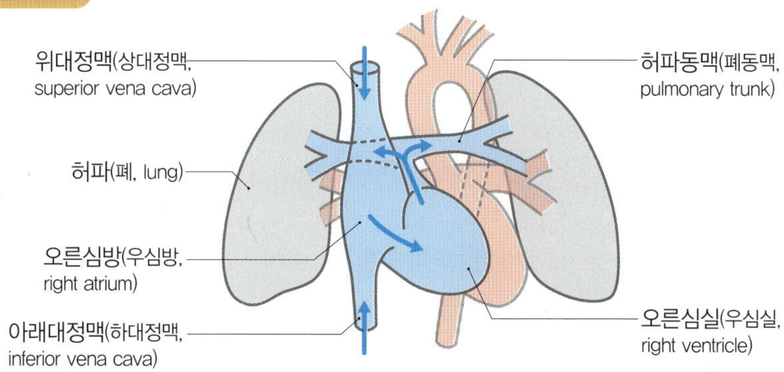

왼심장계(좌심계)

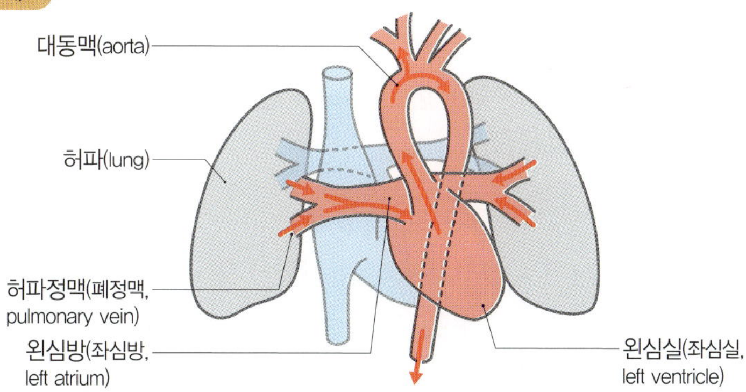

해부의 포인트 ① 심장은 왼심실이 중심이다

종단면

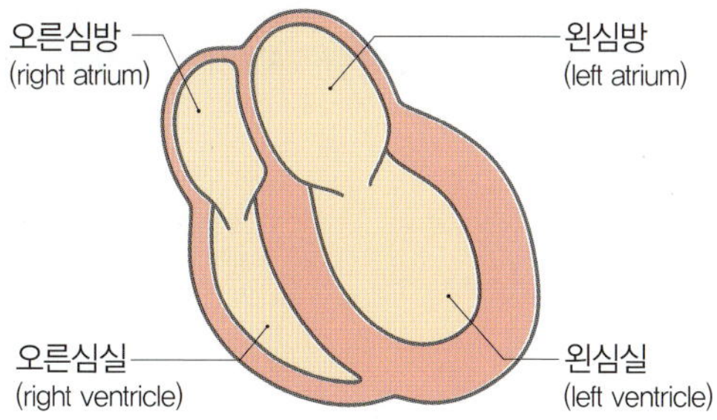

횡단면

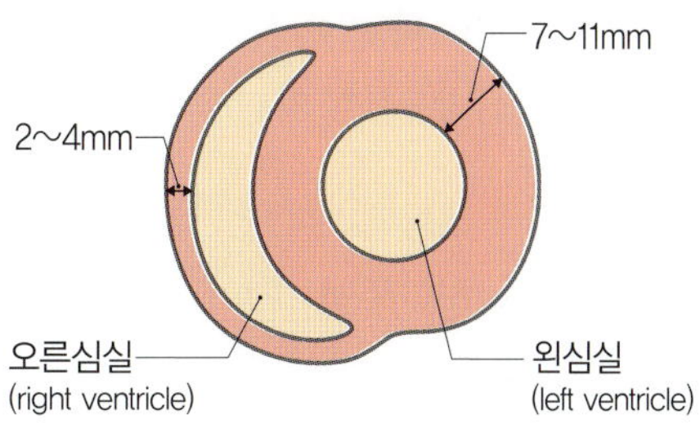

2 해부의 포인트는 2가지뿐 ②

또 한 가지 해부에서 기억해야 하는 것은 심장의 위치와 방향입니다. 약간 긴 공 모양의 심장은 그 선단이 오른쪽 페이지(p.27)의 그림과 같이 정면에서 보면 왼쪽으로 기울어져 아랫방향을 향하고 있으며, 단면도에서 보면 왼쪽으로 기울어져 앞쪽 방향을 향하고 있습니다.

해부의 포인트 2 심장은 왼쪽으로 기울어져 아래쪽, 왼쪽으로 기울어져 앞쪽을 향하고 있다.

이것은 심전도의 각 유도와 그것이 나타내는 심장의 부위와 관계가 있기 때문에 기억해 두기 바랍니다.

자, 이상으로 해부는 끝났습니다.

예? 벌써 끝이에요? 더 알아야 할 사항은 없나요?

예, 우선은 이것만 알아 둡시다. 그 다음은 심전도와 함께 공부하면 됩니다.

해부와 관계된 약어도 알아두자

또 한 가지, 흔히 사용되는 약어에 대해서 알아 둡시다.

심실 : V ventricle　　심방 : A atrium

오른쪽 : R right　　왼쪽 : L left

LV라고 하면 왼심실, RA라고 하면 오른심방을 말합니다. AV차단이라고 하는 것은 '심방–심실'차단을 말하는 것입니다(p.138 참고).

대동맥 : AO aorta

허파동맥 : PA pulmonary artery

위대정맥 : SVC superior vena cava

아래대정맥 : IVC inferior vena cava

이 정도는 알아 두었으면 해요.

해부의 포인트 ② 심장은 왼쪽아래, 왼쪽앞 방향

정면도

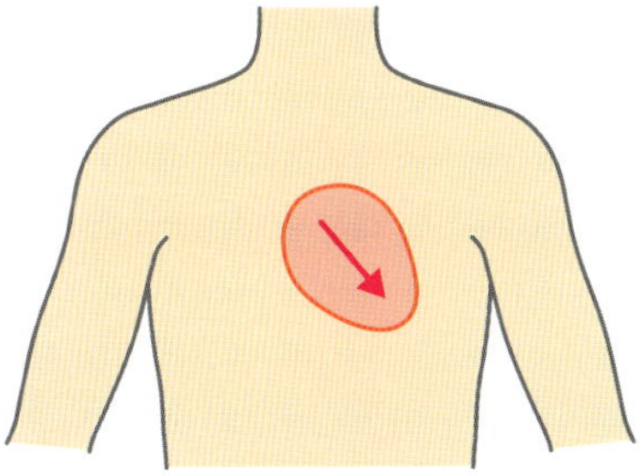

왼쪽아래 방향

단면도

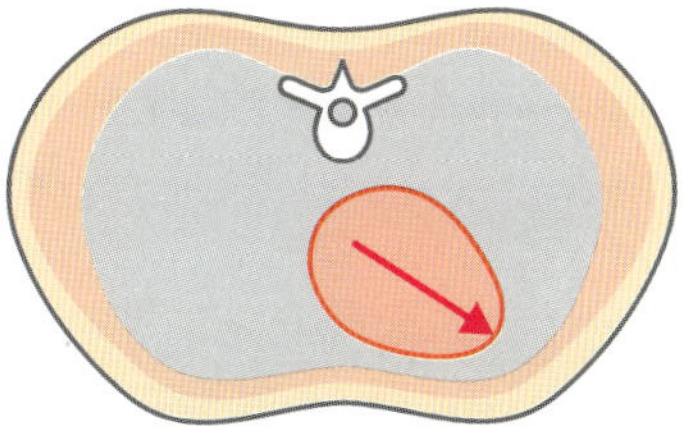

왼쪽앞 방향

약어를 기억하자

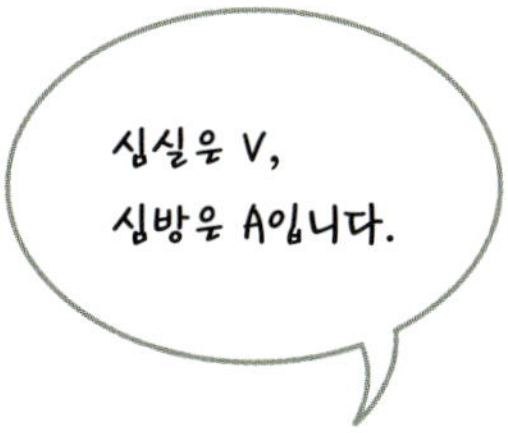

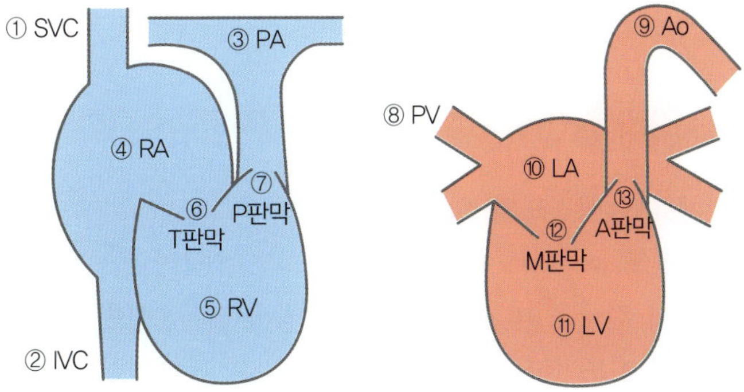

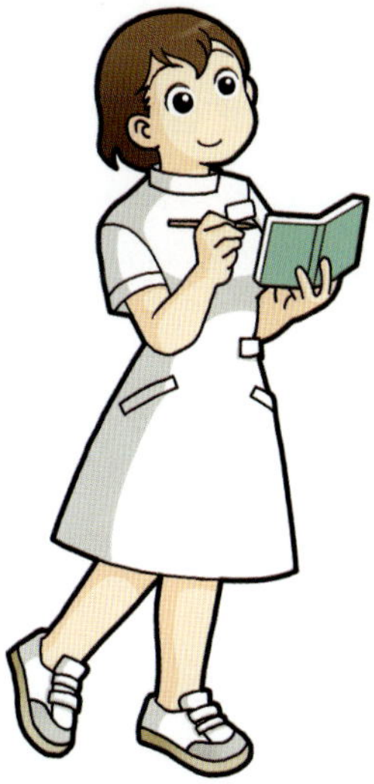

① SVC(superior vena cava)
위대정맥

② IVC(inferior vena cava)
아래대정맥

③ PA(pulmonary artery)
허파동맥

④ RA(right atrium)
오른심방

⑤ RV(right ventricle)
오른심실

⑥ T판막(tricuspid valve)
삼첨판

⑦ P판막(pulmonary valve)
폐동맥판

⑧ PV(pulmonary vein)
허파정맥

⑨ Ao(aorta)
대동맥

⑩ LA(left atrium)
왼심방

⑪ LV(left ventricle)
왼심실

⑫ M판막(mitral valve)
승모판

⑬ A판막(aortic valve)
대동맥판막

3 심전도의 여러 가지 종류

자, 드디어 실제의 심전도를 읽어 보겠는데, 사실 심전도에는 여러 종류가 있습니다.

12유도 심전도12-Lead ECG

우선, 양손, 양발에 전극을 붙여서 여러 조합으로 6종류, 다시 가슴에 6개의 전극을 붙여서 6종류, 합계 12종류의 심전도를 찍는 것이 12유도 심전도(12-lead ECG)입니다. 보통 '심전도'라고 의뢰하면 이것을 말하며 **체표면 심전도**의 기본이 됩니다.

체표면 심전도란 무엇을 말하는 거죠?

이 심전도는 신체의 표면에 전극을 부착하고 찍기 때문에 **체표면 심전도**라고 합니다.

기타 심전도

체표면 심전도와 달리 심장카테터cardiac catheterization로 심장 속에서 찍는 '**심내 심전도**intracardiac electrocardiogram'라는 것이 있습니다. 또 위 존데sonde와 같이 식도에 전극을 넣고 심장의 뒤쪽에서 찍는 '**식도 심전도**'가 이용되는 경우도 있고, 이 외에도 심장수술 시에 직접 심장의 표면에서 심전도를 찍는 경우도 있습니다.

심전도에도 여러 가지가 있군요.

이것과는 별도로, 일반적인 12유도 심전도는 '**안정 시 심전도**'라고 부르기도 해요. 이것은 심장에 일부러 부담을 주어 변화를 보려고 하는 **운동부하 심전도**나 **약물부하 심전도**와 반대되는 표현입니다.

또 여러분들이 잘 알고 있는 '**모니터**monitor **심전도**'나 24시간 연속해서 데이터를 기록하는 '**홀터**Holter **심전도**'도 심전도의 한 종류이지요.

하지만 뭐니 뭐니 해도 기본은 안정 시의 12유도 심전도입니다. 심전도 공부는 이것이 중심이 되기 때문이지요.

자, 그러면 실제로 **12유도 심전도**를 찍어 봅시다.

12유도 심전도12-lead ECG

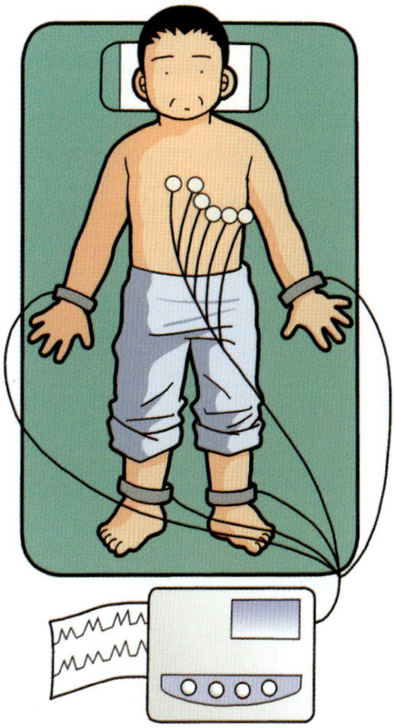

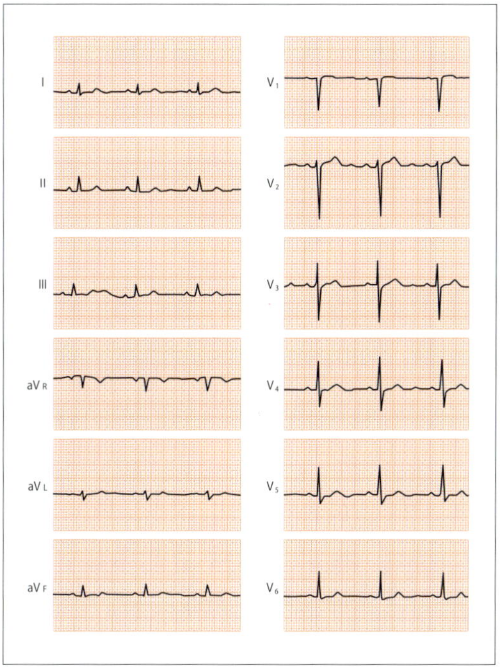

기타 심전도

심내 심전도(intracardiac electrocardiogram)	모니터 심전도(monitor electrocardiogram)
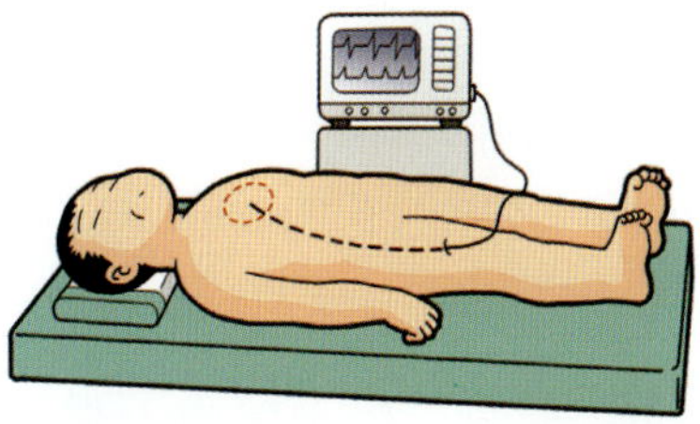	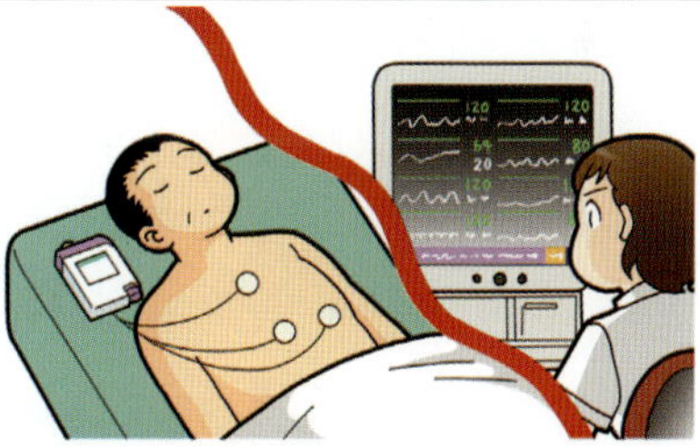
운동부하 심전도(exercise ergocardiogram)	홀터 심전도(Holter's monitoring system)
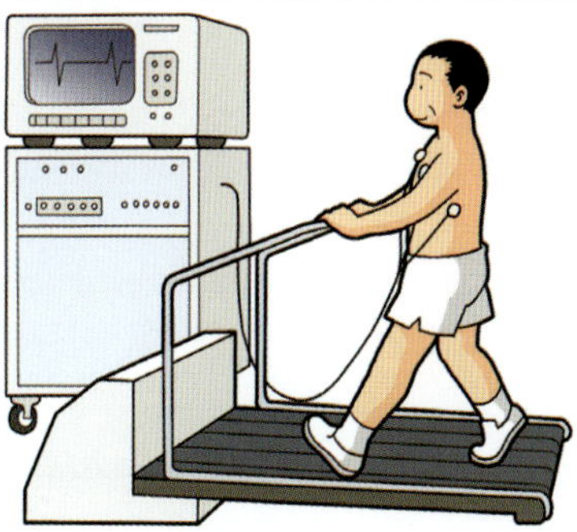	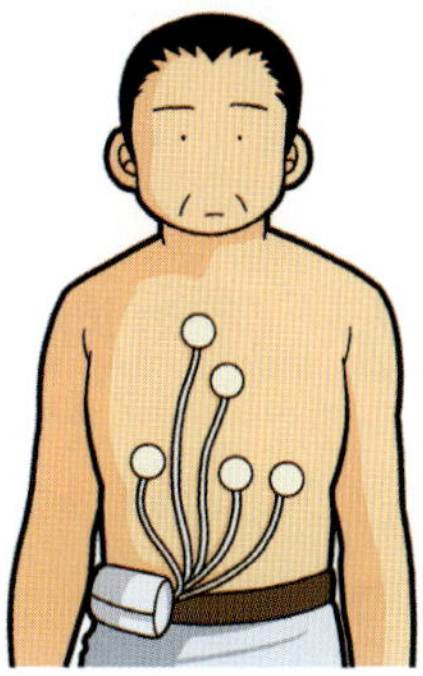

4 12유도 심전도를 찍는 방법

12유도 심전도(12-lead ECG)는 양손, 양발에 전극을 조합해서 붙이면 찍을 수 있습니다. 다음과 같이 명치 부분부터 왼쪽가슴 부분에 전극을 배열해서 부착하면 찍을 수 있습니다.

> Ⅰ, Ⅱ, Ⅲ, aVr, aVl, aVf의 6가지(사지유도limb lead라고 한다)
> V_1, V_2, V_3, V_4, V_5, V_6의 6가지(흉부유도chest lead라고 한다)

위의 2가지는 12가지 심전도를 나타내는 것입니다.
우선, 양손과 양발에 큰 빨래집게와 같은 전극을 4개 붙이고, 다음으로 가슴에 흡반이 된 전극을 순서대로 6개 붙입니다. 흉부유도의 전극 위치는 그림과 같이 조금 복잡하기는 하지만 다음과 같이 기억해 두면 이해하기 쉬워요.

> 제4갈비 사이의 복장뼈 양쪽 모서리가 V_1, V_2
> 제4갈비 사이의 빗장뼈 중간선 위가 V_4, 동일한 높이의 중간 겨드랑선 위가 V_6 그 중간을 V_3, V_5가 채운다.

어느 때라도 심전도 전용의 하얀 풀 모양의 페이스트paste가 있기 때문에 이것을 바르면 신체와 전극이 밀착하게 됩니다. 그 다음은 심전계electrocardiograph가 거의 다 해줍니다.
수술 중, 수술 후의 환자나 한창 카테터catheter 치료를 하는 도중에는 몇 번이고 12유도 심전도를 찍을 필요가 있는데, 이때에는 접착 밀봉식 전극을 가슴과 사지에 붙인 상태로 두는 것도 좋은 방법이지요.

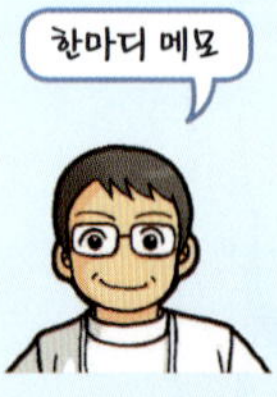

무엇이라고 읽는가?

사지유도는 I, II, III, aVr, aVl, aVf라고 표기한다. 이들의 의미는 p.36을 참고하자.

참고로, 흉부유도는 V_1, V_2 …… 로 표기하는 것이 일반적이다.

사지유도limb lead

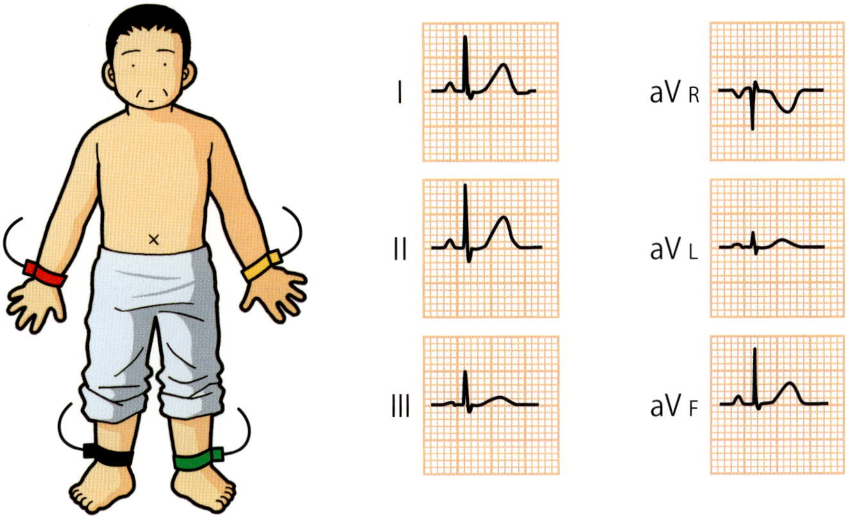

흉부유도chest lead

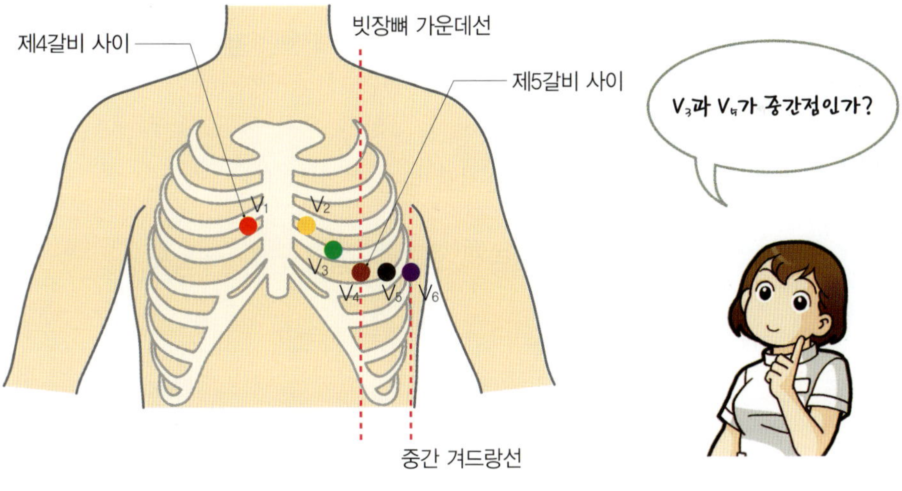

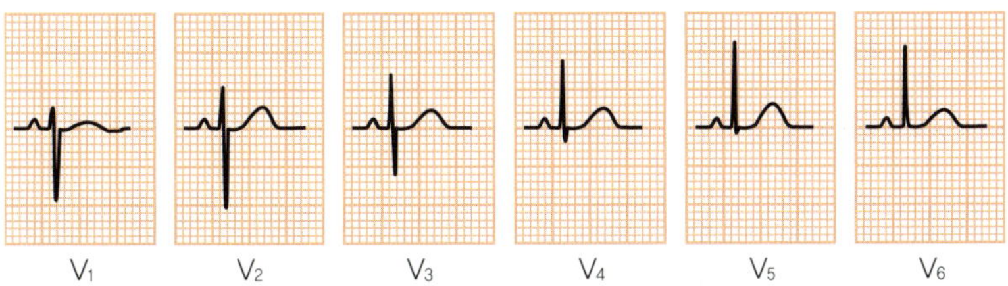

5 전극을 빨리 부착하는 요령

그런데 지혜 씨는 얼마 전에 심전도를 찍었다면서요?

네, 그런데 전선을 혼동해서 고민하고 있었는데 선배가 도와주었어요.

정말로 흉부유도의 6개 전선은 엉켜 있는 경우가 많지요. 정리를 잘 하지 않으면 긴급 시에는 큰일입니다.

그럼, 여기에서 **재빨리 전극을 붙이는 요령**을 설명할게요.

전선의 앞쪽에는 작은 글씨로 V_1에서 V_6까지 쓰여 있는데 이것을 보는 것이 상당히 번거롭지요. 그래서 **색깔에 주목**을 해야 하는데, 전선 앞쪽에 붙어 있는 **커넥터**connector **색**은 어느 기계에서도 공통이며 유도와 일치합니다. 그래서 이 색을 기억해 두면 편리해요.

흉부유도chest lead의 V_1에서 V_6까지는 다음과 같은 색입니다.

> V_1 : 빨간색, V_2 : 노란색, V_3 : 녹색, V_4 : 갈색, V_5 : 검정색, V_6 : 보라색

사지유도limb lead는 어떤가요?

오른손, 왼손, 오른발, 왼발의 순서로 다음과 같습니다.

> 오른손 : 빨간색, 왼손 : 노란색, 오른발 : 검정색, 왼발 : 녹색

그런데 깨끗한 심전도를 찍는 비결이 있으면 가르쳐 주세요.

흉부유도chest lead를 재빨리 붙인다

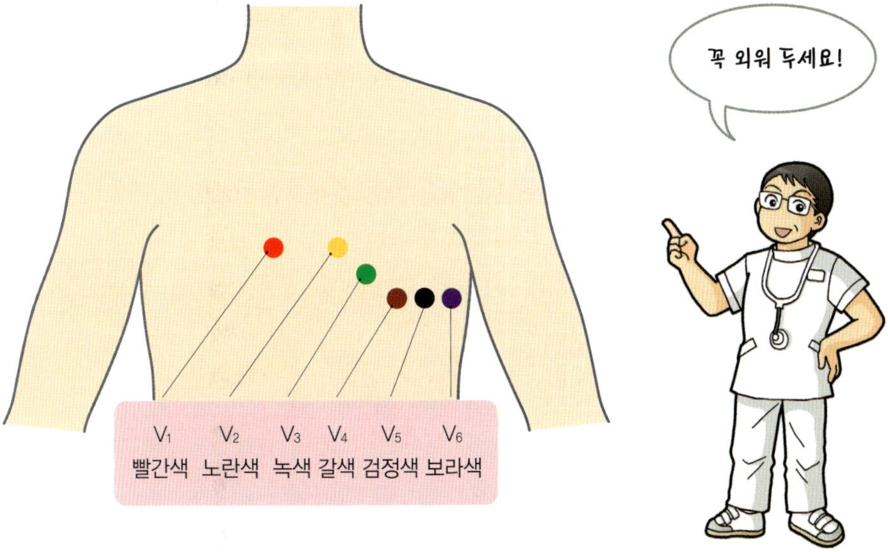

사지유도limb lead를 재빨리 붙인다

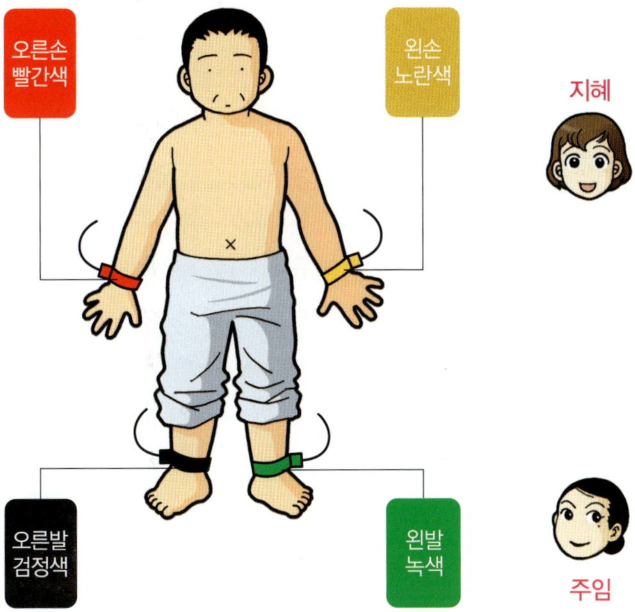

6 좋은 심전도를 찍는 방법

좋은 심전도는 정확한 진단으로 연결되기 때문에 찍는 방법에 주의가 필요합니다.

가능한 한 **따뜻하고 건조하며 조용하고 주위가 차단된 방**에서 찍는 것이 좋아요. 환자가 추위에 떨거나 땀을 흘린다면 좋은 심전도를 찍을 수 없겠지요.

환자의 **프라이버시 보호**에도 주의를 기울여야겠지요?

그래요. 긴급 시라도 커튼을 칠 정도의 배려가 필요합니다. 환자가 **편안한 상태**라면 근전도(electromyogram; EMG)가 혼입되어 톱니 모양의 파형이 되는 경우가 적기 때문이지요.

최근의 심전계에는 톱니 모양이나 잡음을 제거하기 위해서 **'햄 · 근전도 필터'**라는 스위치가 부착되어 있어요. 이것을 **'ON'**으로 해서 찍으면 자동적으로 매끄럽고 깨끗한 심전도를 찍을 수 있지요.

그럼, **스위치를 항상 'ON'**으로 해두면 좋겠네요.

원칙적으로는 그렇지요. 그러나 박동조율기pacemaker를 장착한 환자인 경우에는 필터를 켜면 박동조율기의 스파이크spike까지 사라져버리는 경우가 많기 때문에 주의해야 합니다(p.154~155 참고). 이럴 때에는 **필터를 'ON'**과 **'OFF'**로 해서 **심전도를 두 번 찍어 두면** 좋아요.

최근의 심전계는 'auto'의 스위치를 켜면 사지유도의 6종류와 흉부유도 6종류, 총 12유도를 10초 정도씩 자동적으로 찍어주기 때문에 매우 편리해요. 디지털 처리로 깨끗하게 프린트 아웃까지 해주는 것도 많습니다.

그러나 만일 환자에게서 **부정맥**arrhythmia이 나타났을 경우에는 어느 유도라도 좋으니까 'auto'를 끄고 **30초 정도 길게** 찍어보면 부정맥 진단에 유용하기 때문에 기억해 둡시다.

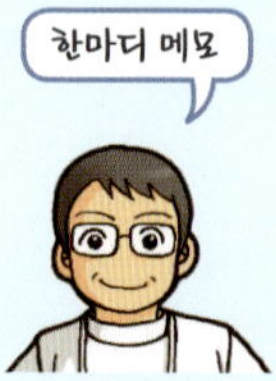

심전도를 찍을 때에는 늘 자신이 읽는다고 생각하면서 찍어 보자. 그렇게 하면 반드시 좋은 심전도를 찍을 수 있어 의사로부터 다시 찍으라는 말도 듣지 않을 것이다.

정확한 심전도 찍기

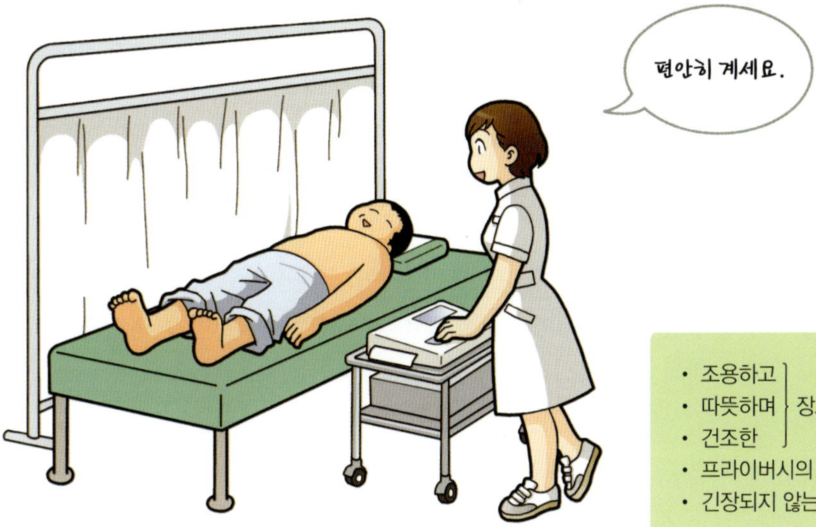

- 조용하고 ⎫
- 따뜻하며 ⎬ 장소
- 건조한 ⎭
- 프라이버시의 배려
- 긴장되지 않는 환경

전극 장착과 스위치 ON까지의 포인트

① 피부와 전극의 접촉을 좋게 한다

➡ 피부의 청결과 페이스트, 젤리의 도포를 잊지 않도록

② 접지되어 있는지 확인한다

③ 햄 · 근전도 필터가 'ON'인지(통상적) 확인

햄 · 근전도 필터

필터 OFF

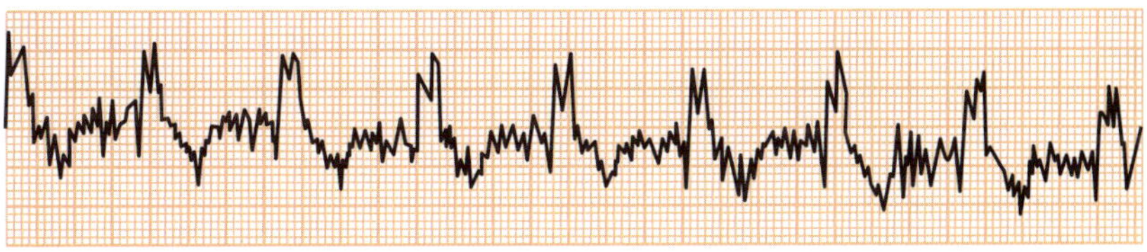

필터 ON

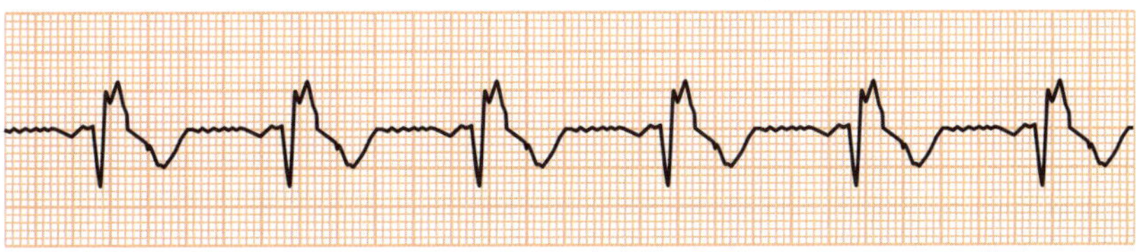

7 12유도 심전도가 의미하는 것 ①

그런데 12유도 심전도(12-lead ECG)는 과연 무엇을 나타내고 있는 것일까요?
왜 12가지나 찍는 것일까요?
예를 들어 입체적인 물체를 볼 때에는 1장의 사진만으로 그 형태를 이해하는 것이 불가능합니다. 그러나 여러 방향에서 본 사진이 있다면 그 형태를 머릿속에서 재구성하는 것이 가능합니다.
12유도 심전도도 같은 것이어서 심장을 여러 방향에서 본 것입니다.

우선 **사지유도**limb lead에 대해서 보면 그 구조와 의미는 매우 이해하기 어려워요. 그래서 그 구조는 일단 제쳐두고 **유도가 가리키는 방향만**을 기억해 둡시다.

> 사지유도는 정면에서 본 것이다.

오른쪽 아래의 그림(p.37)에 있는 것처럼 각각의 유도는 각각의 방향을 나타내요. 다시 말해 심장의 각 방향에서 '**대기하고 있다**'고 생각하는 것이 좋습니다.
이 중에서 특히 중요한 것은 **II, III, aVF가 심장의 아래쪽**을 가리키고 있다는 것이에요. 즉, II, III, aVF에는 심장의 아래쪽 정보가 많이 있다는 것이지요. 따라서 기억해 둘 포인트는 이것입니다.

> II, III, aVF는 심장의 아래쪽

그냥 외우면 되나요?

일단 **이유 불문하고 외워 둡시다**.

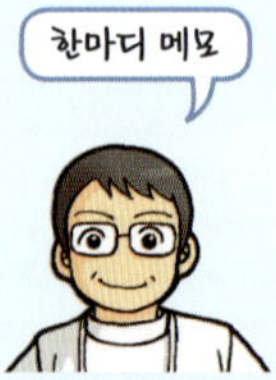

aVR은 열외?

오른쪽 그림에서 알 수 있듯이 aVR만은 오른 방향, 즉 심장의 반대 방향을 향하고 있다. 이러한 이유로 심전도를 읽을 때에도 aVR만은 예외적으로 취급하는 경우가 많다.

여러 방향에서 보면 형태를 잘 알 수 있다

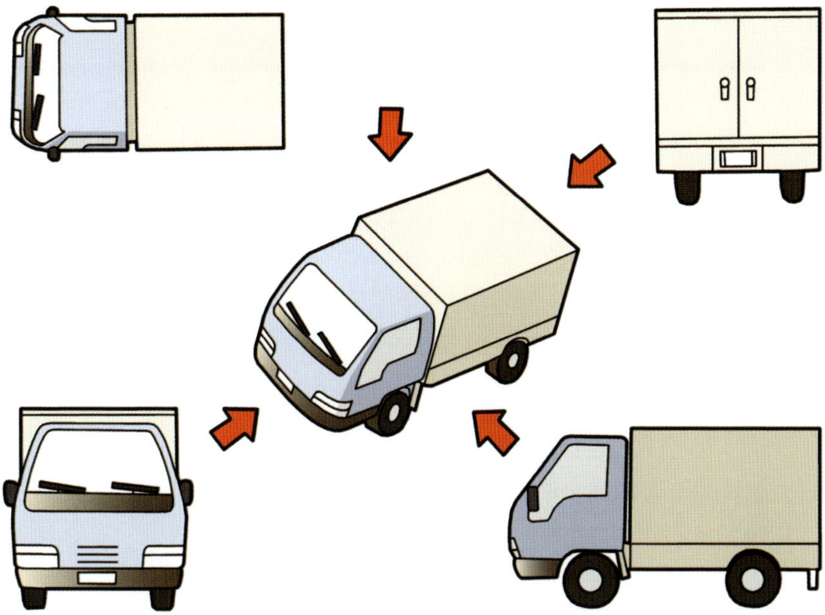

사지유도limb lead는 정면

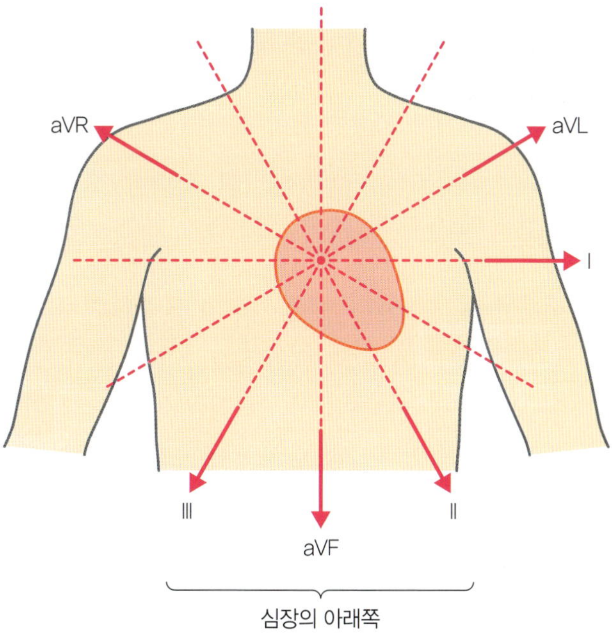

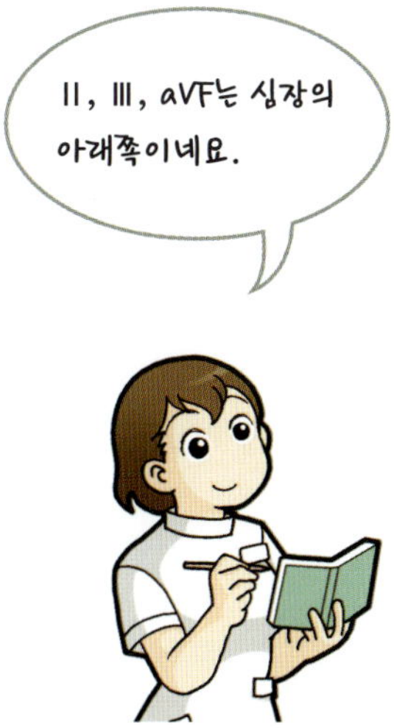

8 12유도 심전도가 의미하는 것 ②

흉부유도chest lead란 무엇일까요?

> 흉부유도란 심장의 단면도를 보는 것이다.

오른쪽 페이지의 그림을 보고 뭔가 느끼는 것이 없나요?

조금 전에 배웠던 해부의 포인트②의 그림(p.27 참고)과 똑같아요.

맞았어요. 기본적인 것이니까 잘 기억해 두세요. 앞으로도 여러 번 나올 테니까요.
그런데 흉부유도에서도 생각하는 방식은 똑같습니다. 단면도를 보면 전극이 **심장을 둘러싸듯이 배치**되어 있기 때문에 각각 방향을 가지고 있는 것은 사지유도limb lead보다 이해하기 쉬울 겁니다.
역시 통째로 기억해둡시다.

> V_1, V_2는 심장의 오른쪽(오른심실측)
> V_3, V_4는 심장의 앞쪽(왼심실 전벽 · 중격 · 심장꼭대기)
> V_5, V_6은 심장의 왼쪽(왼심실 측벽)

통째로 암기하는 것은 문제없는데, 이해가 잘 되지 않아요.

앞으로 심전도와 질환에 대해서 공부해가면 차차 이해할 수 있어요.
우선은 예를 들면 II, III, aVF에서 심전도에 이상이 있으면 "심장의 아래쪽에 무언가 있는 것 아닌가?", V_1, V_2에 변화가 있으면 "심장의 오른쪽에 무언가 있는 것일까?" 하고 생각할 수 있으면 성공입니다.
또 한 가지 추가하겠는데 **우심증**(우흉심, dextrocardia)이라고 해서 선천적으로 심장이 오른쪽에 있는 사람이나 **복잡한 선천성 심장기형**congenital anomalies of heart을 가지고 있는 유아나 소아 등에서는 오른쪽의 정보를 얻기 위해서 V_3r, V_4r 등의 **우측 전흉부**(명치 부분, precordium) **유도**를 추가하는 경우가 있기 때문에 기억해 두면 좋을 것입니다.

흉부유도는 심장의 단면도

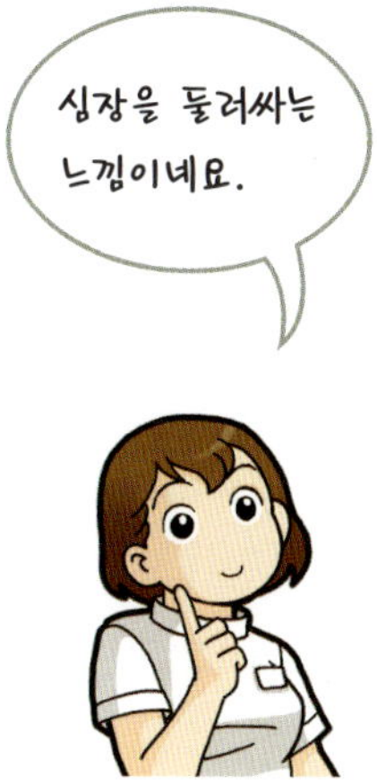

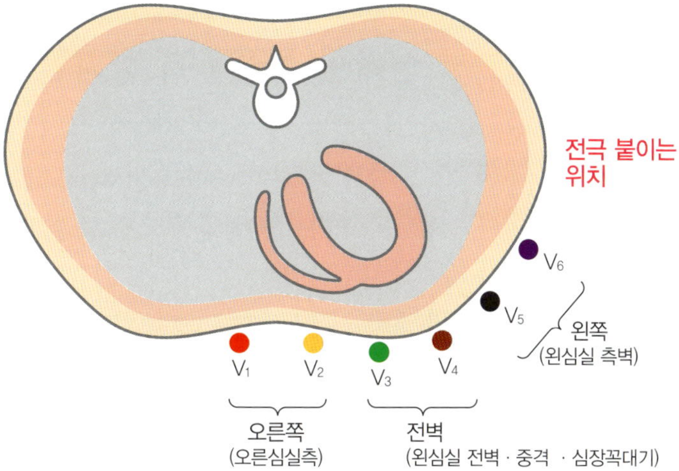

우측 전흉부 유도

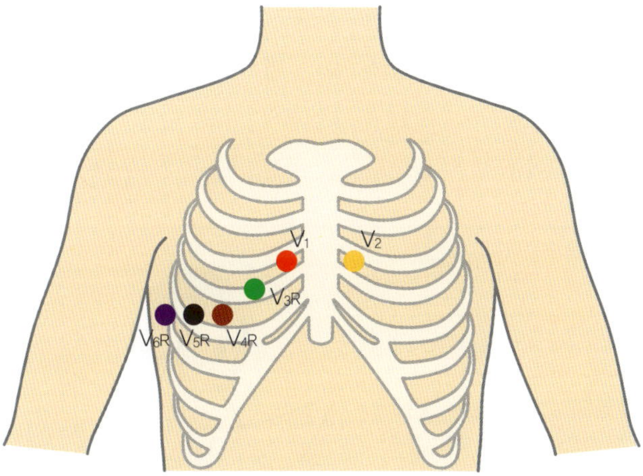

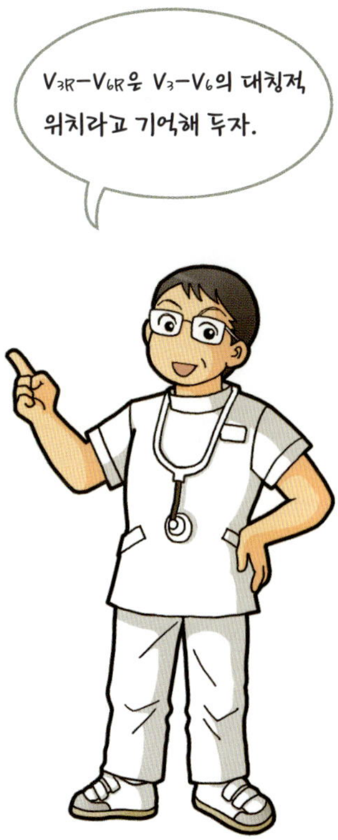

column 2

정확한 심전도와 정확한 진단

"심전도에서 급성 심근경색이 의심됩니다!"

개업의 선생님의 전화로 직원들이 모두 응급실에서 기다리고 있었더니 환자는 걸어서 내원하였다. 가지고 온 심전도를 보니까 오늘 찍은 심전도는 이전의 것과는 크게 달랐다. 하지만 조금 이상했다. aVR의 QRS가 위로 향해 있다. 대체 무엇 때문일까?

답은 오른손의 전극과 왼손의 전극이 바뀐 것이었다. 우리 직원들도 가슴이 덜컥 내려앉았지만 정기검진에서 갑자기 '심근경색'이라고 판정을 받은 환자는 얼마나 깜짝 놀랐을까.

이전의 심전도와 비교해본다는 것은 심전도의 이상을 놓치지 않기 위해서 매우 좋은 방법이다. 그러나 물론 그 심전도가 바르게 찍혔다는 것이 전제가 되어야 한다.

모처럼 잘 찍은 심전도인데 대지에 붙일 때 순서를 틀리게 하여, 이전의 심전도와 다르다고 착각해서 한밤중에 당직 의사를 깨운 간호사도 있었다.

심전도를 다룰 때에는 주의해야 한다.

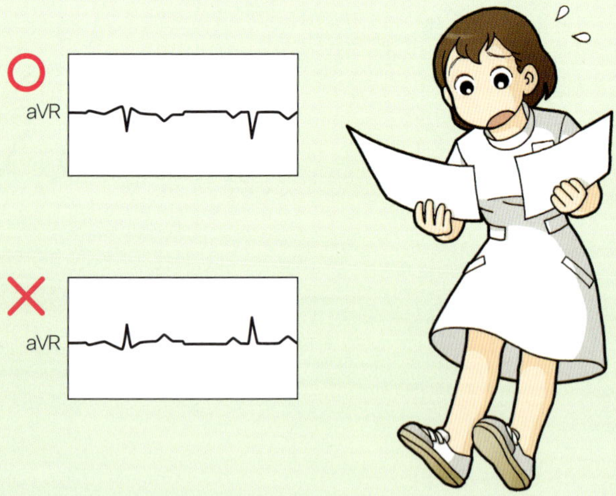

Chapter 3

심전도 형성과정의 이해

1 이온과 자극전도계

자, 지금부터 심전도의 형성 과정과 정상 심전도에 대해서 공부를 시작합시다. 내가 조사한 바에 의하면 '이온ion의 출입'과 '자극전도계conducting system'가 여러분들이 가장 어려워하는 부분인 것 같아요.

네, 맞아요.

그래서 이번 강의에서는 그것을 과감하게 간략화해서 설명하려고 해요. 간호사에게 필요한 수준에 맞추기 위해 생략한 부분이나 간단하게 정리한 부분도 있는데 그건 이해해주기 바랍니다. 심전도에 흥미를 느껴 좀 더 깊게 공부하고 싶다면 좋은 책이 많이 나와 있으니까 그것을 참고하세요.

네.

심장의 자동능automaticity

그런데 지혜 씨는 생물시간에 물고기나 개구리를 해부한 적이 있을 텐데, 꺼낸 심장이 저절로 실룩실룩 움직였던 것을 기억하나요? 심장(심장의 근육 : 심근, myocardium)은 그렇게 스스로 리듬을 만들어 박동하는 능력(이것을 **자동능** automaticity이라고 한다)을 가지고 있어요. 그런데 그 심장을 자세히 보면 자동능이 강해서 리듬을 만들어 내거나 리듬을 잘 전달하는 심근(**특수 심근**)과 자동능은 부족해도 많이 모여 심장을 수축시켜 펌프기능으로 작용하는 심근(**작업 심근**)이 있다는 것을 알 수 있습니다.

심장 전체가 멋대로 움직이는 것은 아닙니까?

그렇지요. 많은 심근으로 이루어진 심장이 확실한 리듬을 가지고 움직이는 것은 특수 심근이 리듬을 만들어내서 그에 따라 작업 심근이 '모두' 수축하기 때문입니다.

이온은 생각하지 않아도 된다

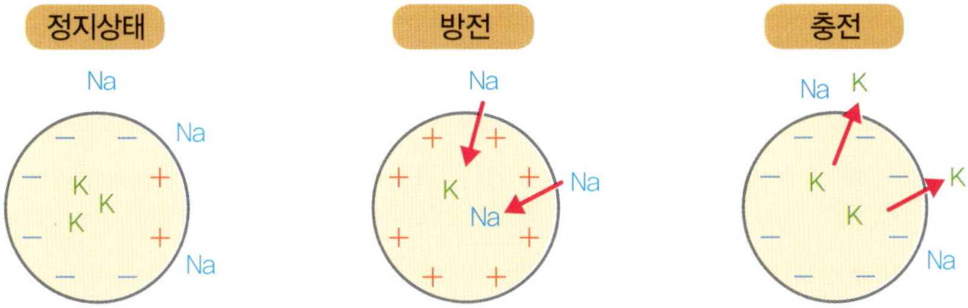

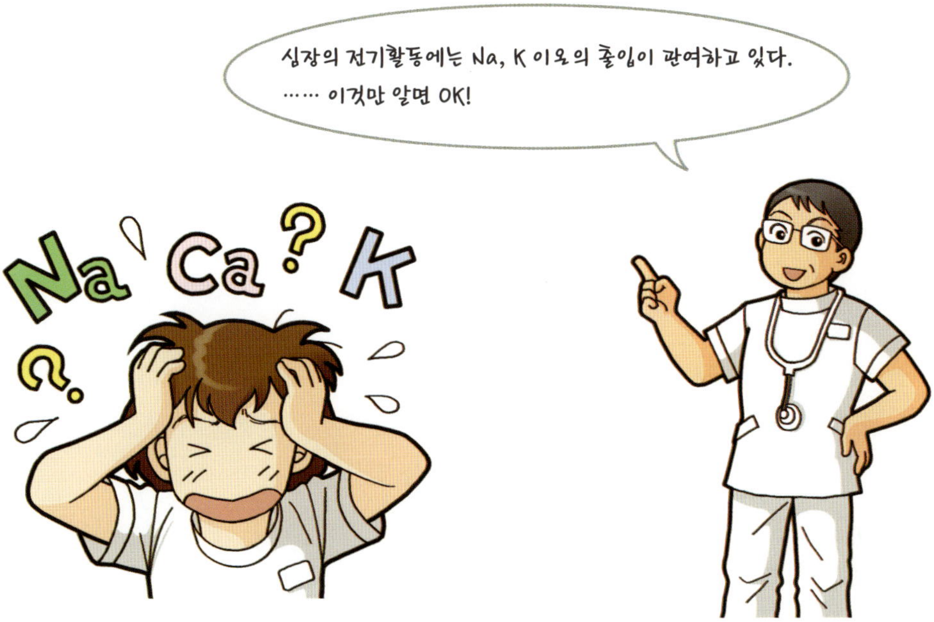
심장의 전기활동에는 Na, K 이온의 출입이 관여하고 있다.
…… 이것만 알면 OK!
Na
Ca
K

심근의 종류

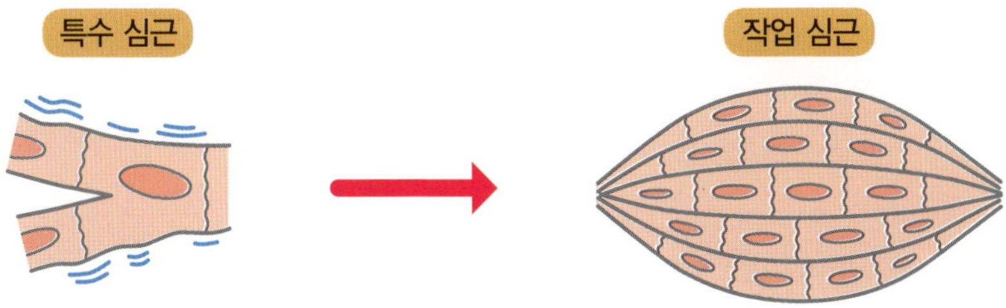

스스로 리듬을 만든다.

외부의 자극으로 움직인다.

2 자극전도계conducting system

이와 같이 **자동능**automaticity**이 강한 특수심근이 모여** 심장 전체의 리듬을 주관하고 있기 때문에 이들을 '**자극전도계**conducting system'라고 하여 특별히 취급하고 있지요. 예를 들면 배에서 노젓는 사람들의 리듬을 맞추기 위해서 배에 동승하는 구령 담당자 같은 역할을 하는 거지요.

그럼 오른쪽 그림(p.45)을 봅시다.

출발은 굴심방결절(동결절, sinus node)

오른심방right atrium의 위쪽에 '**굴심방결절**(동결절, sinus node)'이라는 특수 심근의 무리가 있는데 이것이 첫 번째의 '**구령 담당**'이고, 그 리듬이 심장 전체에 전해져 심장수축을 일으키는 것이 정상입니다. 정상의 심장리듬은 **굴심방결절**(**동결절**, sinus node) ⇨ **방실결절**atrioventricular node ⇨ **히스다발**His bundle ⇨ **좌우다리** ⇨ **푸르킨예섬유**Purkinje fiber의 순서로 전달됩니다. 그 과정에서 심방근atrium muscle, 심실근ventricle muscle을 자극해서 규칙적인 수축을 일으키는 것이지요.

이와 같이 정상 리듬은 '**굴심방결절**sinus node'에서 시작되기 때문에 '**굴리듬**(**동리듬**, sinus rhythm)'이라고 합니다.

그러나 굴리듬이라고 해도 맥박수는 다양하기 때문에 정상 리듬은 맥박수 60~100회/분의 굴리듬이라고 하는 것이 정확해요.

+ 정상 심장리듬[굴리듬(동리듬, sinus rhythm)]

① 굴심방결절sinus node

⇩

② 방실결절atrioventricular node

⇩

③ 히스다발His bundle

⇩

④ 왼다리 · 오른다리left · right bundle branch

⇩

⑤ 푸르킨예섬유Purkinje fiber

자극전도계의 구조

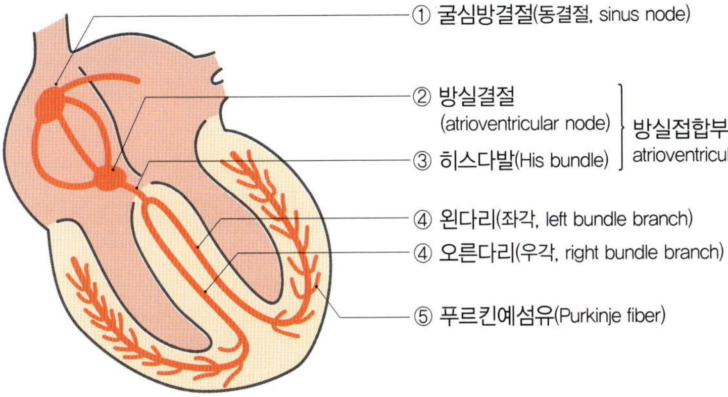

구령 담당자는 굴심방결절(sinus node)

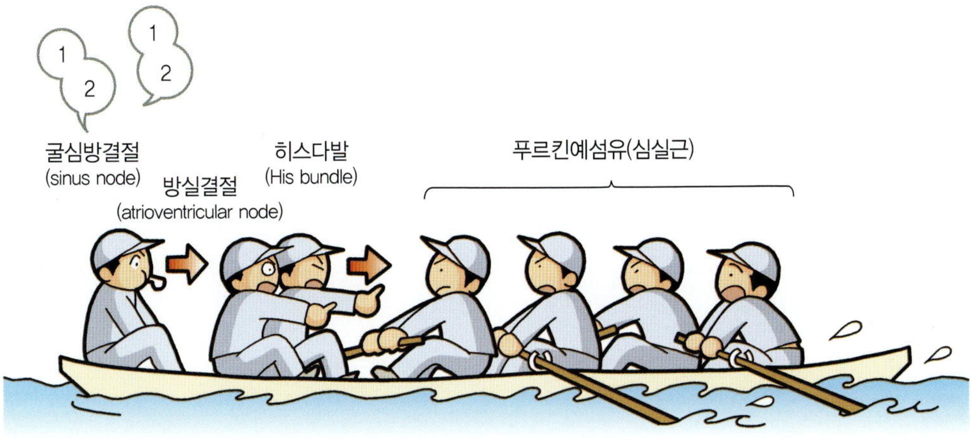

굴심방결절(sinus node)의 구령이 심실근까지 원활하게 전달된다 ⇨ 정상 수축

한마디 메모

Sinus란?

단순히 'sinus'라고 할 때는 sinus node[굴심방결절(동결절)]를 말하는 경우와 sinus rhythm[굴리듬(동리듬)]을 말하는 경우가 있기 때문에 주의가 필요하다. 양쪽 모두 의사가 흔히 사용하는 표현이다.

3 고유의 리듬을 가지고 있다

정상 심장에서 **굴심방결절**(**동결절**, sinus node)**이 리듬을 지배**하고 있는 것은 **굴심방결절이 가장 빠른 리듬을 만들어내고 있기 때문**입니다. 가장 위세가 좋은 사람의 템포에 모두가 따라가고 있는 거지요. 하지만 그 아래의 방실결절atrioventricular node~히스다발His bundle이나 심실ventricle 자체에도 자동능automaticity이 있어 각기 리듬을 만들어내는 능력은 있습니다. 단지 그 리듬은 오른쪽 그림(p.47)에 있는 것처럼 굴심방결절보다 느리기 때문에 보통은 나타나지 않을 뿐입니다.

+ 고유의 리듬

굴심방결절(60~100회/분)

방실결절(50~60회/분), 히스다발(40~50회/분)

심실(30~40회/분)

그러나 굴심방결절이 매우 느리거나 굴심방결절에서 그 아래로 연락이 잘 가지 않을 때에는 어쩔 수 없이(또는 '이때가 찬스'라고) **방실결절이나 심실의 리듬**이 나타나는 경우도 있습니다.

하지만 그렇게 되면 맥박 자체도 느려지게 되겠군요.

일반적으로는 그렇지요. 이것은 부정맥arrhythmia 부분에서 다시 한번 상세하게 설명하겠습니다.

방실접합부(방실결절과 히스다발)

또 한 가지 추가해서 말하면 그림을 보면 알 수 있듯이 방실결절과 히스다발은 매우 가깝게 있기 때문에 심전도에서도 구별하기가 어려워요. 따라서 이들을 한꺼번에 '**방실접합부**atrioventricular junction' 또는 단순히 '**접합부**'라고 표현하는 경우가 있지요. 사실, 심방atrium과 심실ventricle 사이인데 이것을 'AV junction'이라고도 하기 때문에 기억해 두는 것이 좋아요.

고유의 리듬(자동능, automaticity)을 가지고 있다

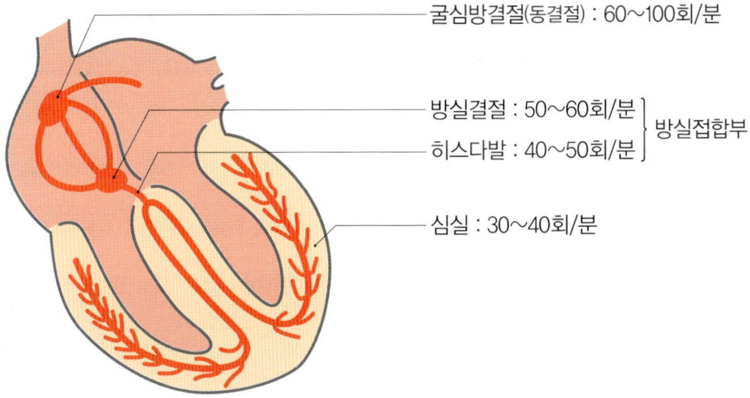

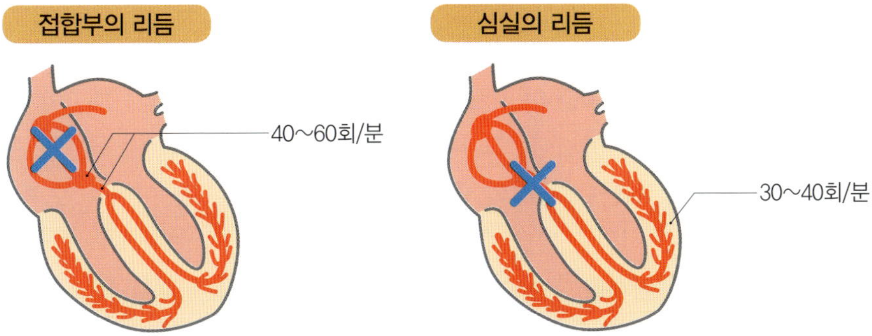

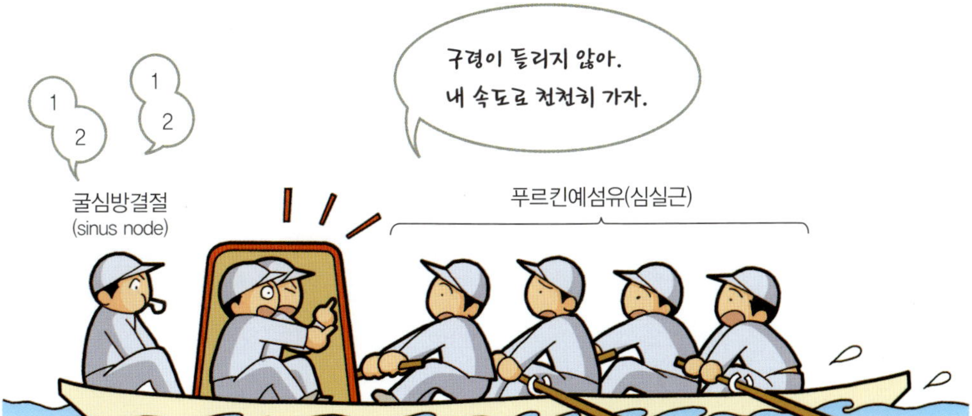

굴심방결절에서 그 아래(방실결절과 히스다발)로 연락이 잘 가지 않는다.
⇨ 방실결절(atrioventricular node)이나 심실(ventricle)의 리듬이 나타난다.

4 심전도는 어떻게 만들어지는가?

그럼, 심전도는 어떻게 만들어지는지 살펴봅시다.
지금과 같은 심전도 모양을 최초로 기록한 사람은 1897년 네델란드의 **빌럼 에인트호번**Willem Einthoven이었으며 그 후 **노벨상**Nobel Prize을 받았지요. 하지만 그 전기활동 자체의 기전이 밝혀진 것은 좀 더 후의 일이었습니다. 즉, 심근세포cardiac muscle cell의 수축 자체에 **이온**ion**의 출입**이 관여한다는 것이 밝혀진 다음이지요.

역시 이온이 나오네요.

그렇게 어려워하지 말고 잘 들어보세요. 심근세포가 자극에 의해 활동(수축)할 때 **급속하게 대량의 나트륨이온이 세포 내로 유입**해서 큰 전력을 얻는데, 이것을 **탈분극**depolarization이라고 합니다. 그 다음, 조금 천천히 **칼슘이온의 유입과 칼륨이온의 유출**이 일어나 심근은 원래의 준비상태로 되돌아옵니다. 이때는 수축 시(탈분극)보다 낮고 느린 전력을 얻을 수 있는데, 이것을 **재분극**repolarization이라고 해요. 의미를 정확하게 이해하기는 어렵지만 우선, 한번에 강한 힘을 낸 다음, 다음의 노동을 위해 다시 한번 힘을 저장한다고 생각하면 됩니다.

탈분극depolarization : 심근이 수축할 때의 빠르고 강한 전력
재분극repolarization : 원래의 상태로 되돌아올 때의 느리고 낮은 전력

이온ion**은 기억하지 않아도 되나요?**

괜찮아요. 임상에서 필요한 것을 먼저 공부합시다.
이것은 심근세포 수준에서의 이야기인데, 심전도에서는 심근세포로 이루어진 심근으로서의 이야기가 되는 셈이지요. 심근에서도 마찬가지로 **수축(탈분극)에 의해 날카롭고 높은 심전도파**와 그 다음의 **재분극에 의해 낮고 폭이 넓은 파**가 만들어집니다.

심근세포의 전기활동(심전도의 형성)

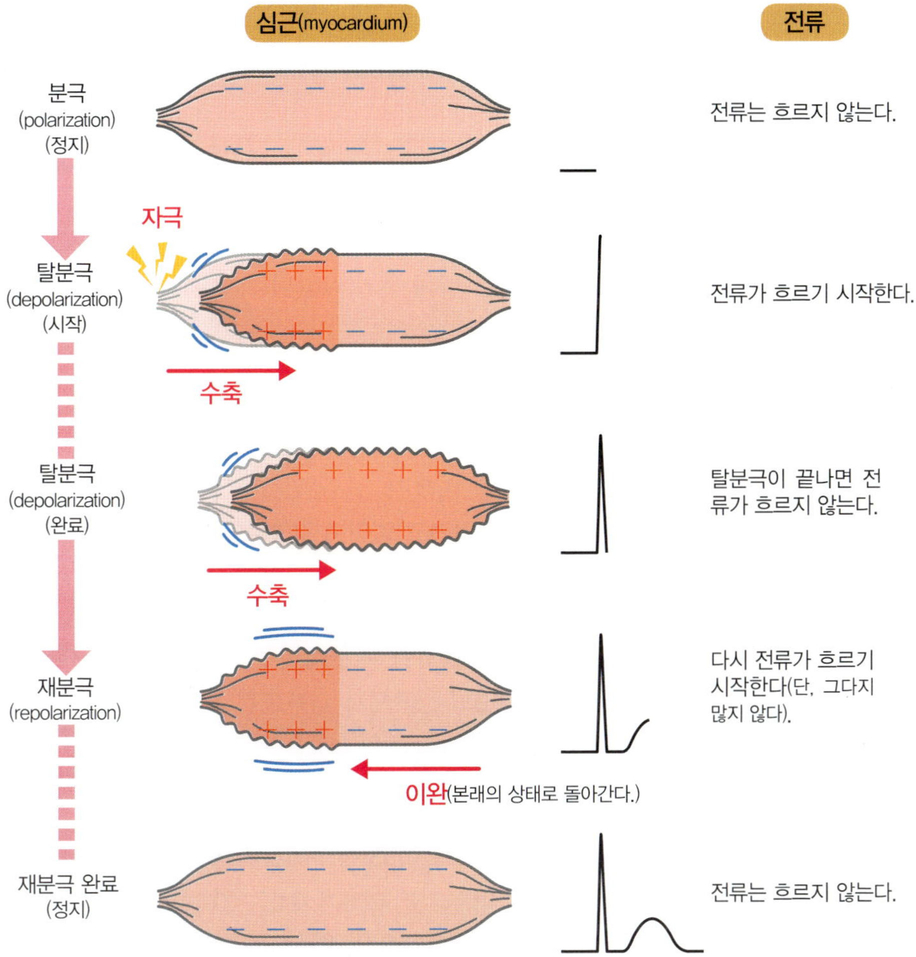

심전도의 파형

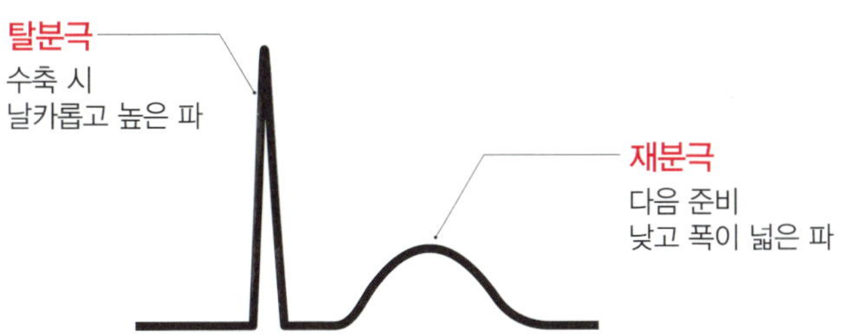

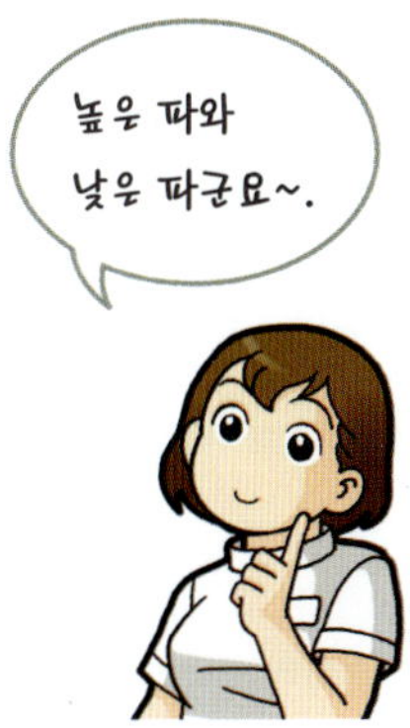

5 심전도 파형의 3가지 법칙 ①

그럼, 여기에서 심근의 수축에 관여하는 탈분극depolarization에만 초점을 맞추어 살펴보기로 합시다. 앞으로 실제 심전도에 응용할 수 있는 중요한 법칙 3개가 있는데, 여러분들은 우선 이것을 기억해 두기 바랍니다.

또 외워야 하나요?

네, 그렇지요.

+ 법칙 1

가까이 올 때는 위쪽으로 올라가고 멀어져 갈 때에는 아래쪽으로 내려간다.

그림 1(p.51)을 봅시다. 심근의 흥분이 왼쪽에서 오른쪽으로 전해질 때 오른쪽에 있는 A의 전극에서는 계속 가까이 오기 때문에 위쪽으로 올라가는 파를 얻을 수 있습니다. 반대로 왼쪽에 있는 B의 전극에서 심전도를 찍으면 전극에서 멀어져 가기 때문에 파는 아래쪽으로 내려갑니다.

그럼, 도중의 C에서는 어떻게 되어 있나요?

도로 가장자리에서 자동차를 보고 있다고 생각해봅시다(그림 2, p.51). 처음에는 이쪽을 향해 가까이 오기 때문에 위쪽으로 올라가지요. 그리고 자신의 앞을 지나가면 이번에는 멀어져 가기 때문에 아래로 내려가게 됩니다. 따라서 위로 올라갔다가 내려가는 파형이 되는 것으로, 이것이 법칙 1입니다.

그림 3(p.51)과 같이 오른쪽으로 비스듬하게 아래로 내려가는 수축이 일어났을 때에는 V_1에서는 회피하는 쪽이 많기 때문에 밑으로 깊게 내려가지요. 그것이 점점 위쪽 방향은 크고 아래쪽 방향은 작게 되어 마지막의 V_5, V_6에서는 대부분 위쪽 방향으로만 올라가게 되는 것입니다.

그런데 이것, 심장에 관해 말씀하시는 것 맞습니까?

이제 곧 이해하게 될 텐데, 우선 법칙을 외워두기 바랍니다.

심전도 파형 법칙 ①

그림 1 심근의 흥분(A, B점)

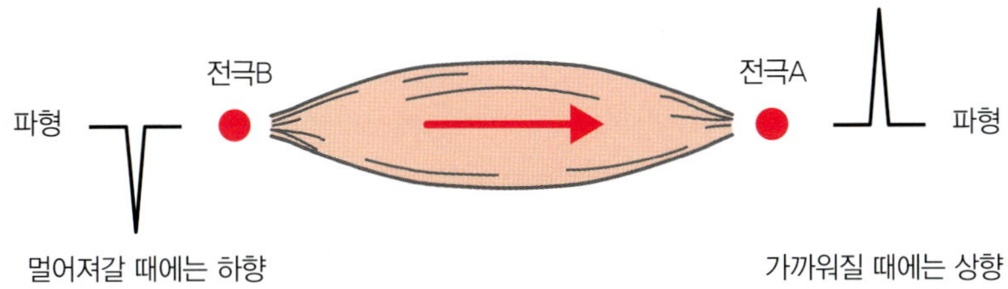

그림 2 심근의 흥분(C점)

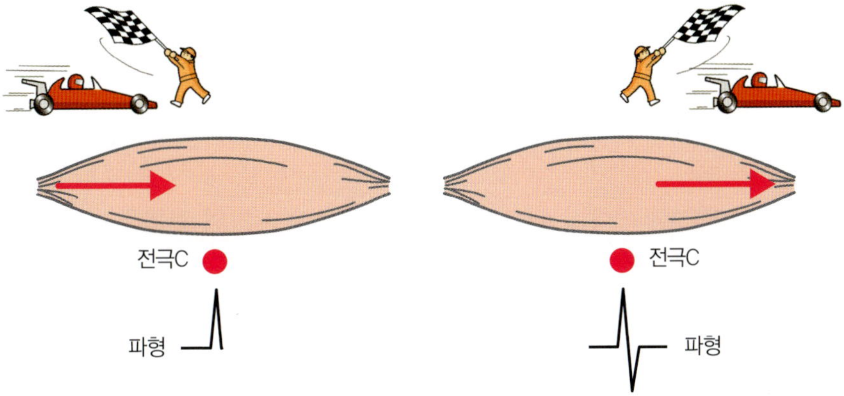

그림 3 실제의 전극

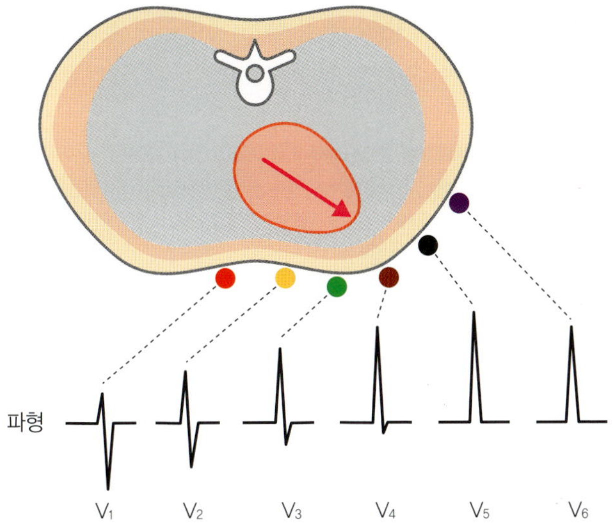

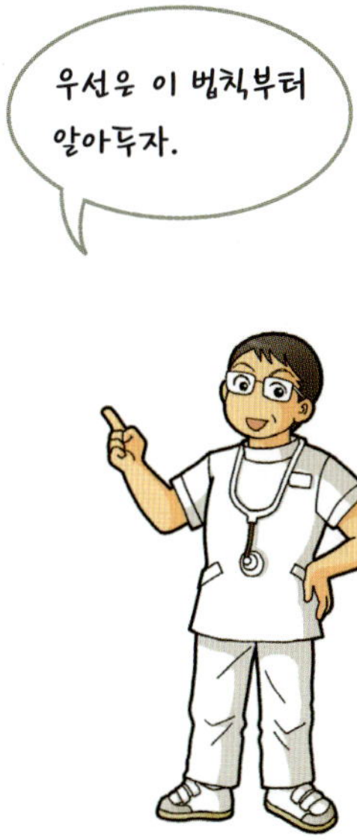

6 심전도 파형의 3가지 법칙 ②

+ 법칙 2

수축을 하면 심근myocardium의 양이 많을수록 파는 높아(깊어)진다.

심전도 파의 높이는 심근의 양이 발생하는 전위와 관계가 있습니다.
물론, 심근myocardium의 양이 많으면 큰 전위가 되어, 심전도에서는 가까이 올 때 더욱 높아지고 멀어져갈 때 더욱 깊어지지요.

+ 법칙 3

수축이 전해지는 데 시간이 걸리면 파의 폭은 넓어진다.

이것은 당연한 이야기지요. 심전도의 가로축은 시간의 진행을 나타내기 때문에 수축에 시간이 걸린다면 파의 폭은 넓어집니다.
기억해야 하는 것은 **정상 심실근의 수축**에서는 흥분이 원활하게 심실ventricle 전체에 전해지기 때문에 수축도 신속하게 일어나 시간이 걸리지 않는다는 것입니다.
따라서 **폭이 좁고 날카로운 파**가 형성되지요.
이에 비해, 어딘가에서 전달이 차단되어 정체되거나 자극의 기점이 달라지거나, 돌아가야 할 수밖에 없는 경우 등, 정상적인 경로를 통하지 않는 경우는 대부분 예외 없이 정상보다 시간이 더 걸리기 때문에 파의 폭은 넓어지지요.

+ 심실근 수축의 심전도

폭이 좁은 것은 정상, 폭이 넓은 것은 비정상

폭이 넓은 것만으로 '비정상'이라고 판단해도 되나요?

그렇습니다.

하지만 '심실근' 부분이 잘 이해가 되지 않아요.

뒷부분의 '실제의 심전도'에서 설명할 예정이니 조금 기다리세요.

심전도 파형 법칙 ②

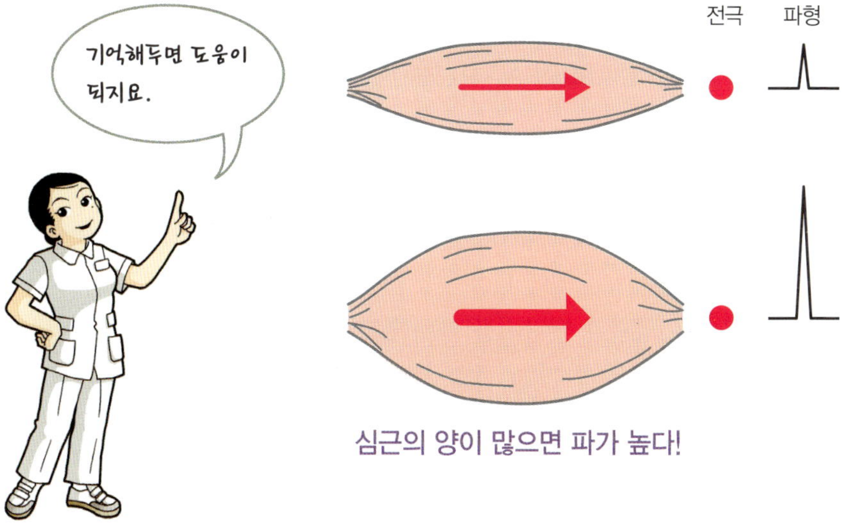

심근의 양이 많으면 파가 높다!

심전도 파형 법칙 ③

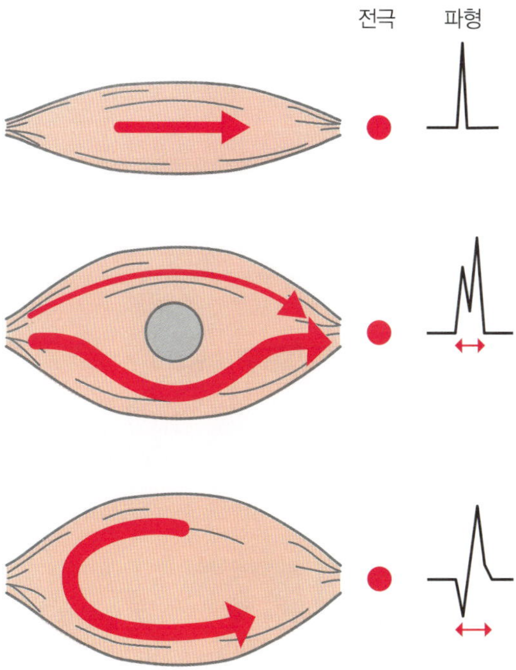

정상에서는 원활하게 단시간
⇨ 폭이 좁다.

시간이 걸린다
⇨ 폭이 넓어진다(비정상 수축).

멀어졌다가 가까이 온다.
⇨ 파형은 이렇게 된다.

column 3

이온의 출입과 영화관의 관객

심장의 전기활동은 상당히 이해하기 어려운 부분이다.

특히 탈분극과 재분극의 의미와 이온의 출입관계는 이해하기 힘들다. 이것을 '영화관의 관객'에 비유해서 설명한 책이 있다.

전 타임의 영화가 끝나기를 애타게 기다리고 있던 성질 급한 사람들이 영화의 종료와 함께 우르르 영화관 내로 들어간다(이것이 나트륨이온). 그러나 아직 전 타임의 영화를 본 관객들이 있기 때문에 영화관 내는 매우 혼잡하다(탈분극에 해당). 그 후 전 타임의 영화를 본 관객들(칼륨이온)이 천천히 나오고 다시 새로운 관객들(칼슘이온)이 들어가 서서히 질서가 잡히고 안정된다(재분극).

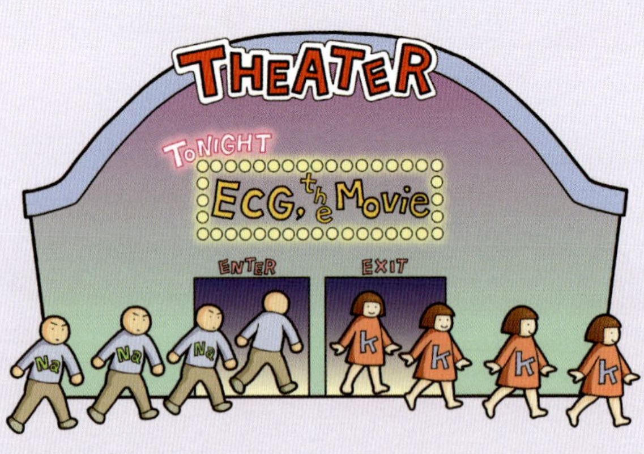

Chapter 4

실제의 심전도 읽기

1 실제의 심전도 읽기

자, 이제 실제의 심전도를 살펴볼까요? 우선은 리듬을 무시하고 하나의 심박을 봅시다. 오른쪽 페이지(p.57)의 위쪽 그림은 I, II, III이나 V_4, V_5, V_6 부근에서 흔히 볼 수 있는 파형인 1박자 분을 나타낸 그림입니다. 우선은 가장 대표적인 **이 형태를 철저하게 머릿속에 넣어두는 것**이 심전도를 읽는 기본이 되지요. 어느 심전도 강습회에서는 이 형태를 그리는 연습을 한다고 합니다. **패턴으로 외워 두기** 위해서지요.

> 심전도는 패턴으로 기억한다.

그만큼 중요하다는 것이네요.

그렇지요. 이 심전도 파에는 각각의 이름이 붙어 있는데, P에서 U까지의 알파벳 기호가 붙어 있어요.

왜 A부터가 아닙니까?

에인트호번 선생이 P에서 시작했기 때문에 모두 거기에 따르는 것이지요. 그러면 하나하나의 파를 보고 그 의미를 생각하면서 공부해 나갑시다.

P파는 심방

우선 **P파**인데 이것은 **심방**atrium**의 흥분**(**수축**)으로 발생하는 파입니다.

심장수축의 '구령계'인 굴심방결절(동결절, sinus node)은 오른심방right atrium에 있는데, 가장 먼저 심방을 수축시키기 때문에 제일 처음의 P는 심방입니다. 심방은 심실ventricle에 비해 얇은 심근myocardium으로 구성되어 있어 수축되는 **심근의 양도 적기 때문에 작은 파**가 됩니다. 정상에서는 작은 상향파로 기록되어, **하향이나 이상성**biphasic, **이봉성**(二峰性)**은 비정상**이라고 할 수 있습니다.

> P파는 심방수축 : 작은 상향파

심전도의 패턴

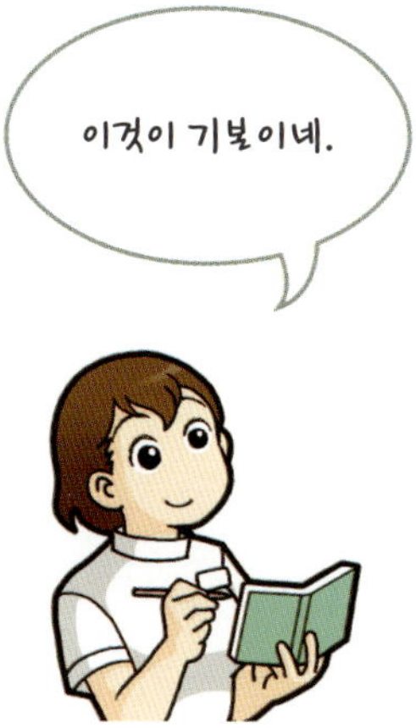

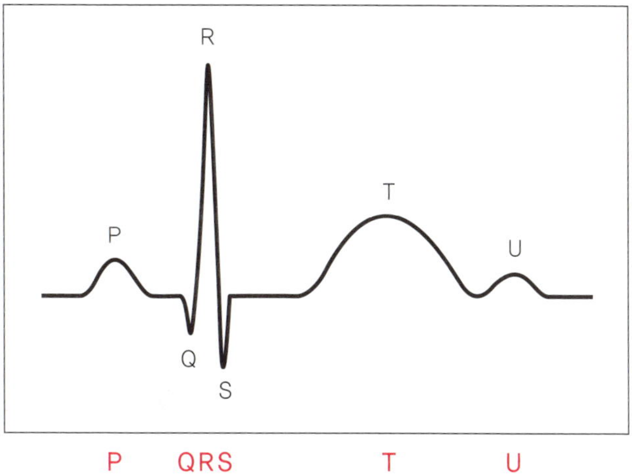

P파는 심방수축

P는 심방

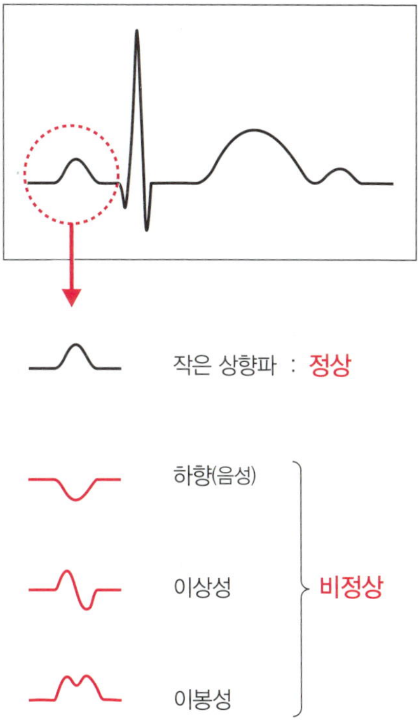

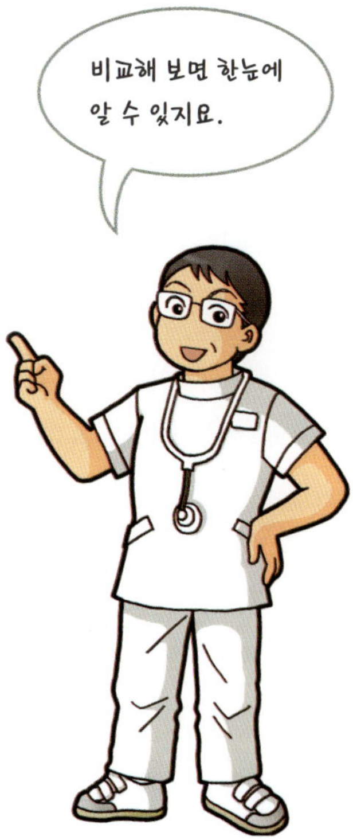

2 QRS는 심실수축(탈분극)

P에서 약간 평탄한 부분이 나타난 다음에 심전도의 중심이라고도 할 수 있는 날카로운 스파이크spike 모양의 파가 나타나는데 이것은 심실의 탈분극(수축, depolarization)에 의한 전기활동으로 전체를 통틀어 QRS라고 합니다.

> QRS는 심실의 탈분극(수축) 파이다.

정의를 내리면 맨 먼저 아래로 내려가는 파가 Q, 다음으로 위로 올라가는 파가 R, 다시 아래로 내려가는 파가 S이므로 QRS가 됩니다. 그러나 실제는 어떠한 형태라도 모두 QRS라고 부르고 있어요.

즉, QRS라고는 하지만 실제의 심전도에서는 RS 또는 R만이 정상입니다. 만일 처음에 아래로 내려가는 Q파가 나타나면 비정상이라는 것입니다(단, 작은 Q는 정상 범위 내로 인정된다. R의 1/4 이상 되는 확실한 Q파를 비정상이라고 한다).

> 정상의 QRS는 RS형이거나 R형이며 폭은 좁고 날카롭다.

좀 더 자세하게 표현하려면 큰 파를 대문자, 작은 파를 소문자로 써서 Rs, Qr 등과 같이 나타내는데 이러한 경우에도 이 **파 전체는 QRS로 표현**하는 경우가 많기 때문에 주의가 필요합니다.

선생님, 그러면 오른쪽 페이지의 아래 그림에서 ❶, ❷, ❸이 정상이고 ❹~❽은 모두 비정상이라고 해도 되나요?

그렇지요. 뒤에 있는 Q파나 톱니 모양 같은 파형도 물론 비정상인 파형이지요. 또 폭이 넓은 것도 비정상이라고 보아도 좋습니다.

일반적으로 **QRS는 0.10초까지가 정상 범위**입니다.

한마디 메모

QS!?

오른쪽 아래 그림 ❺와 같이 아래로만 내려가 있는 파라면 Q인지 S인지 알기 힘들다. 이럴 때에는 QS라고 부르는 경우도 있다. 심근경색myocardial infarction일 때 종종 볼 수 있는 파형이다.

QRS는 심실수축

어떠한 형이라도 한꺼번에 'QRS'라고 부른다.

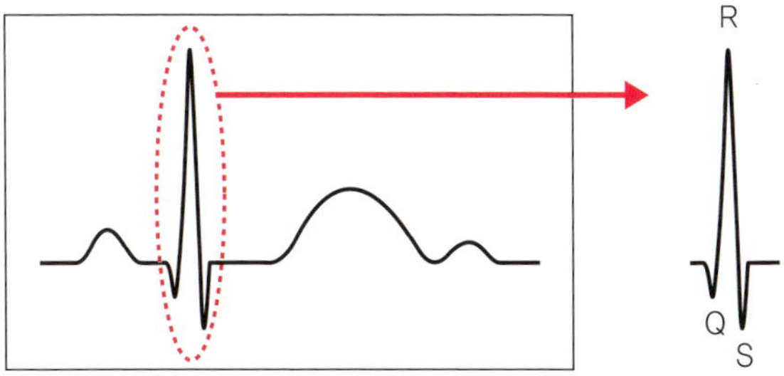

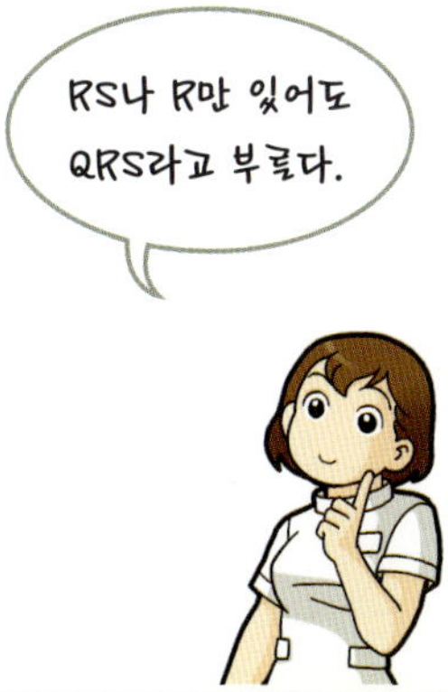

정상 QRS

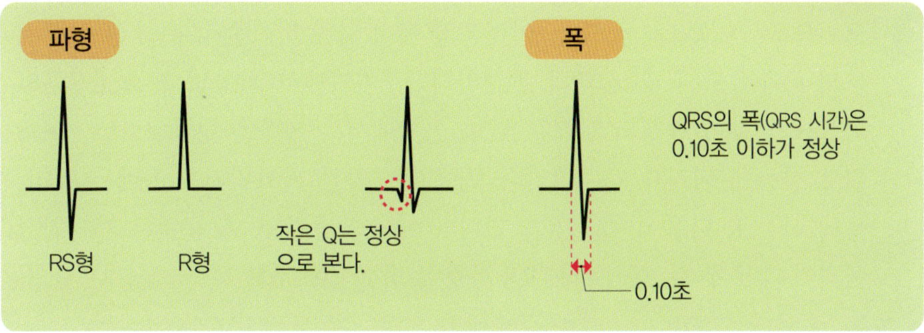

다양한 QRS 패턴

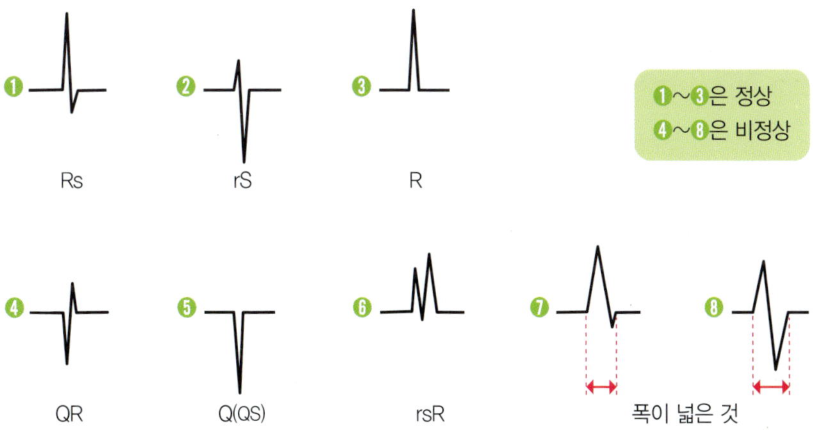

3 QRS와 3가지 법칙

그런데 다시 말하지만 QRS는 심실근의 수축입니다. 해부에서 공부했듯이 심장근육의 대부분을 차지하는 것은 심실근(특히 왼심실)이기 때문에 심전도의 해독에서도 중심적인 역할을 하지요. 그리고 그 원칙은 앞에서 공부한 **3가지 법칙**입니다.

> **+ 법칙 1** 가까이 올 때는 위로 향하고, 멀리 갈 때는 아래로 향한다.

오른쪽(p.61) 그림을 봅시다. 이것은 앞에서 나왔던 가슴 부분의 둥근 부분과 심전도의 흉부유도chest lead와의 관계입니다. 여기에서 심장의 흥분(심실근의 흥분)은 화살표와 같이 진행되기 때문에 V_5 근처에서는 이쪽을 향해 오므로 QRS는 거의 위로 향하게 되지요(Rs). 그러나 V_1에서는 약간 가까워진 다음에는 멀리 가기 때문에 작은 R 다음에 깊은 S가 됩니다(rS). 그 중간의 V_3 근처는 가까워졌다가 멀어지기 때문에 위, 아래에서 RS 파형이 되는 것이구요.

> **+ 법칙 2** 수축하는 심근myocardium의 양이 많을수록 파는 높아(깊어)진다.

P와 비교해서 QRS가 매우 큰 것은 수축하는 심근의 양에 따른 차이입니다. 그 법칙은 병적인 심장비대cardiomegaly일 때 중요하기 때문에 그때에 다시 복습하지요.

> **+ 법칙 3** 수축이 전해지는 데 시간이 걸리면 파의 폭은 넓어진다.

정상적인 수축 패턴에서는 흥분이 잘 전달되기 때문에 시간이 걸리지 않아 결과적으로 폭이 좁고 날카로운 파가 되지요. 멀리 돌아가거나 무언가에 걸려 시간이 걸리면 QRS의 폭도 넓어집니다.

QRS의 폭이 넓어지면 그만큼 비정상이라고 보아도 되는 건가요?

그렇죠. 전에도 말했지만 QRS의 폭은 0.10초 이하가 정상 범위입니다. 그 이상으로 폭이 넓을 때에는 비정상이라고 생각합시다.

QRS와 법칙 1

가까이 올 때에는 위로 향하고, 멀어져 갈 때에는 아래로 향한다.

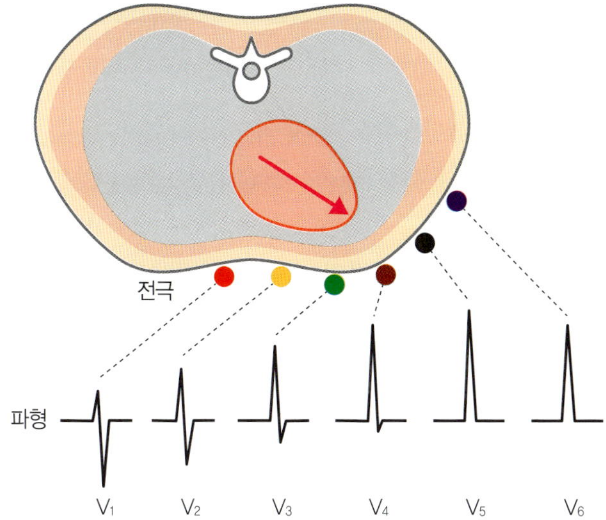

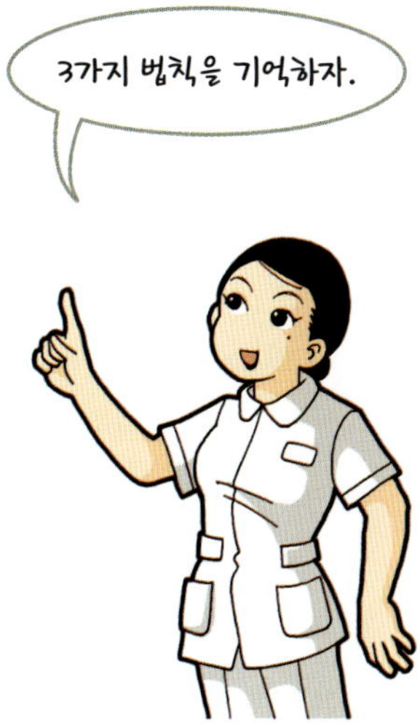

QRS와 법칙 2

수축하는 심근(myocardium)의 양이 많을수록 파는 높아(깊어)진다.

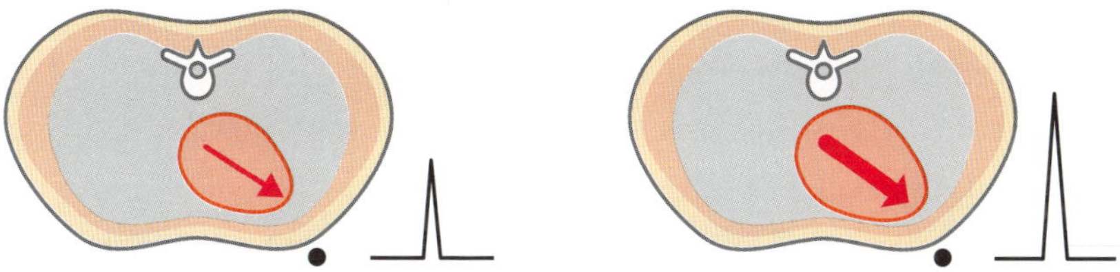

QRS와 법칙 3

수축이 전해지는 데 시간이 걸리면 파의 폭은 넓어진다.

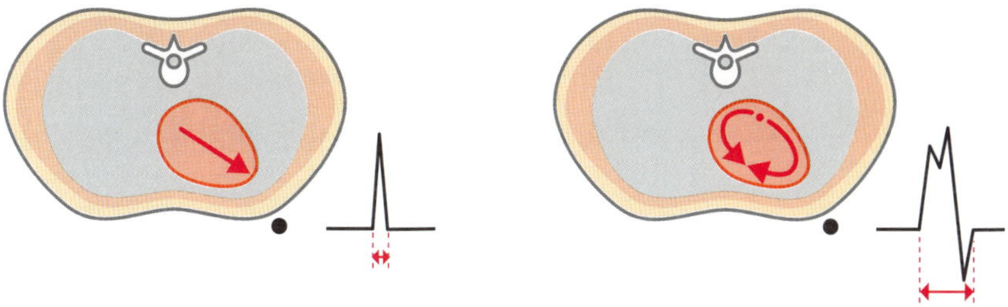

정상은 0.10초 이하 비정상

4 T파는 심실의 재분극

QRS가 나타난 다음에는 일단 기선으로 돌아온 후에 바로 느리고 폭이 넓은 상향파가 나타나는데, 이것이 T파로 심실의 재분극repolarization으로 인해 발생한 것입니다.

T파의 변화에 관한 이론적인 설명은 매우 어렵기 때문에 여기에서는 생략하겠지만 기본적으로는 상향파(양성), 즉 기선base line에서 산 모양으로 느리게 위로 올라갔다가 내려가는 형태를 정상으로 기억하기 바랍니다.

T파는 심실의 재분극 : 폭이 넓은 상향파

T가 아래로 향한 계곡 모양일 때는 음성 T파로 표현하며, 이상파형으로 간주합니다. 이상파형 등에 대해서는 각 질환 부분에서 다시 공부하기로 하고 여기에서는 다시 한 번 심전도의 기본 패턴을 재확인해 둡시다.

선생님 U파를 잊어버리고 있었네요.

아, 그렇군요. 하지만 **U파는 잊어버려도 됩니다**.

U파는 전해질electrolyte 이상일 때 주목을 받지만 실제로 어떠한 기전으로 이 파가 나타나는지는 확실하게 밝혀지지 않았고 정상에서도 보이지 않는 경우가 있습니다. 여러분들은 나중에 공부해도 됩니다.

U파는 잊어버려도 된다.

우선, P, QRS 그리고 T. 이 3가지가 심전도를 구성하고 있다는 것을 패턴으로 해서 암기해 두기 바랍니다.

심전도의 패턴 : P – QRS – T – (U)

조금 전부터 신경 쓰였던 것인데요. **QRS가 0.10초 이하**라는 것은 어떻게 측정하나요?

아, 그것을 맨 처음에 공부했어야 했는데.

T파는 심실의 재분극repolarization

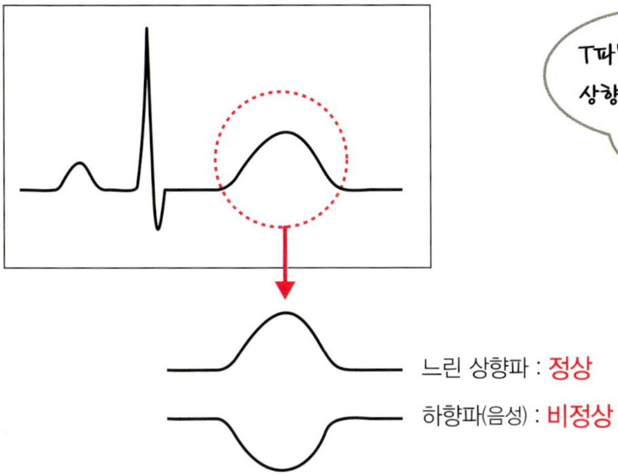

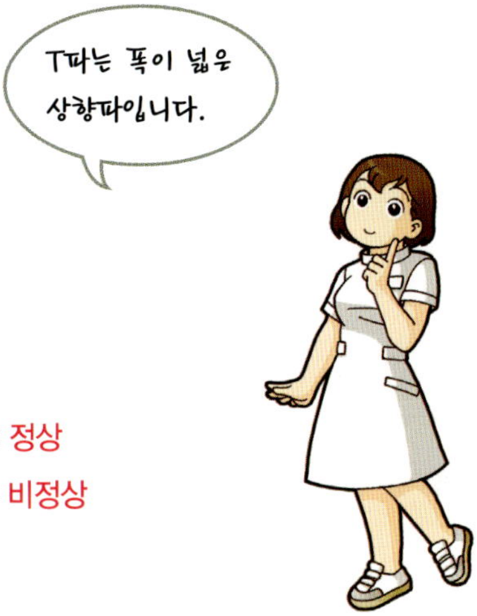

U파는 잊어도 된다

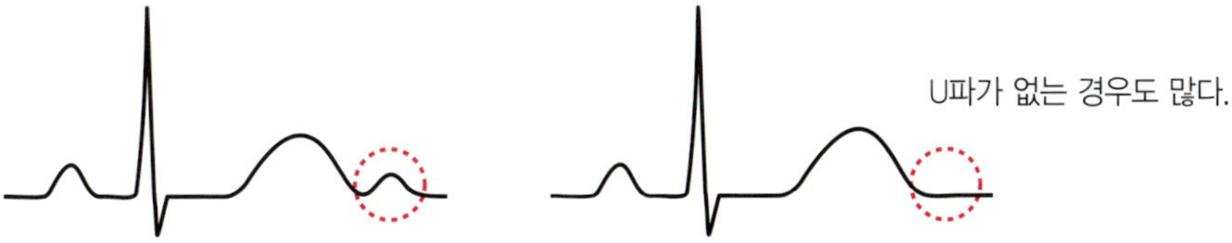

심전도의 패턴(복습)

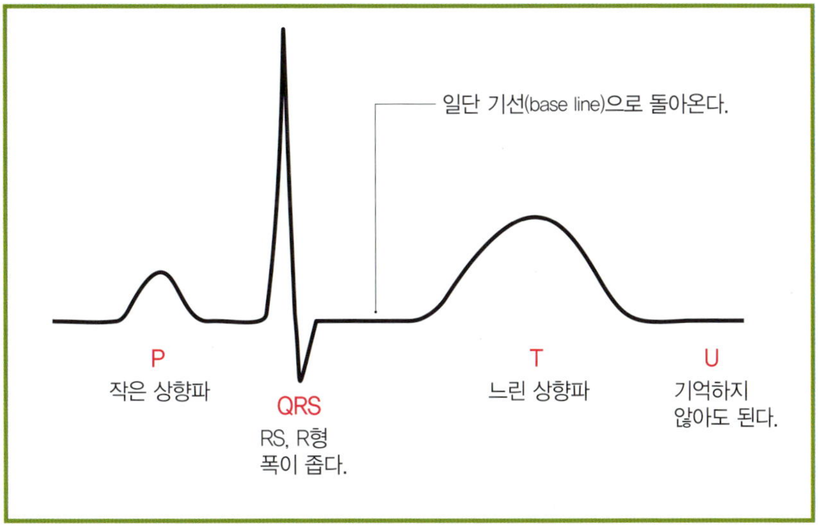

5 심전도의 측정

가로축은 시간

심전도는 보통 1초 동안에 2.5cm의 속도로 종이에 찍히기 때문에 1mm가 0.04초에 해당됩니다.

와~ 어렵다.

그림의 왼쪽 아래를 봅시다. 심전도의 용지는 1mm의 모눈종이로 되어 있고 그것이 5mm씩 굵은 선으로 묶여 있습니다. 그래서 가는 1개의 눈금이 0.04초이고, 굵은 선의 길이는 5mm이기 때문에 0.20초가 되는 것이지요.

그러면 정상 심전도의 QRS는 0.10초 이하이기 때문에 작은 눈금이 2개 반까지 되는 것이네요.

맞았어요. 일반적으로 QRS가 3눈금 이상이면 비정상이라고 생각해도 됩니다.

세로축은 전압

또 세로축은 파의 높이(전압)를 나타냅니다.

표준적으로는 1mV가 1cm, 즉 1mm는 0.1mV가 되지요. 하지만 심전도 파형이 매우 커서 종이에서 삐져나올 때에는 1mV를 0.5cm로 해서 1/2의 크기로 그리는 경우도 있습니다.

이런 때에는 심전도의 마지막에 들어 있는 교정파calibration에 주목해야 해요. 이것은 1mV의 높이를 나타내고 있기 때문에 보통은 1cm가 되지요. 만일 교정파가 0.5cm라면 1/2의 크기로 그리고 있는 것입니다.

그리고 또 한 가지, 이 전압을 나타내는 데 실제의 mV가 아니라 심전도상의 mm로 표현하는 경우도 많지요. 물론 이 경우는 1mV가 1cm의 표준 측정인 경우로, 흔히 "ST가 1mm 저하되어 있다"라고 표현합니다.

ST는 뭐예요?

아, 당황하지 말고 조금 기다려주세요.

가로축은 시간

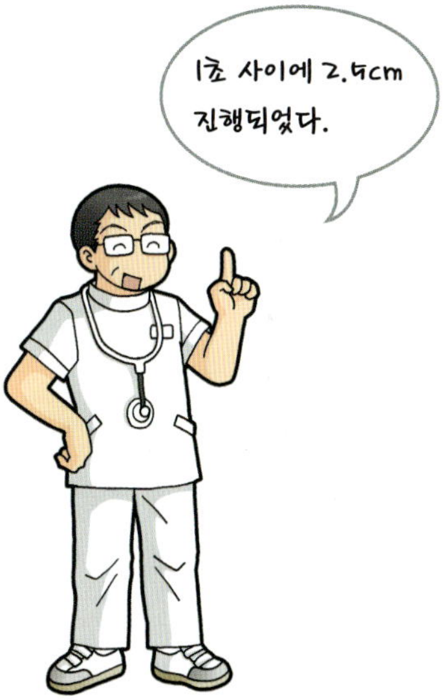
1초 사이에 2.5cm
진행되었다.

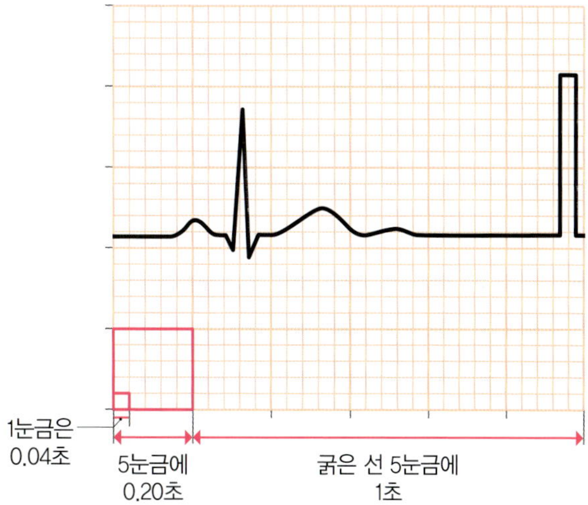

세로축은 전압

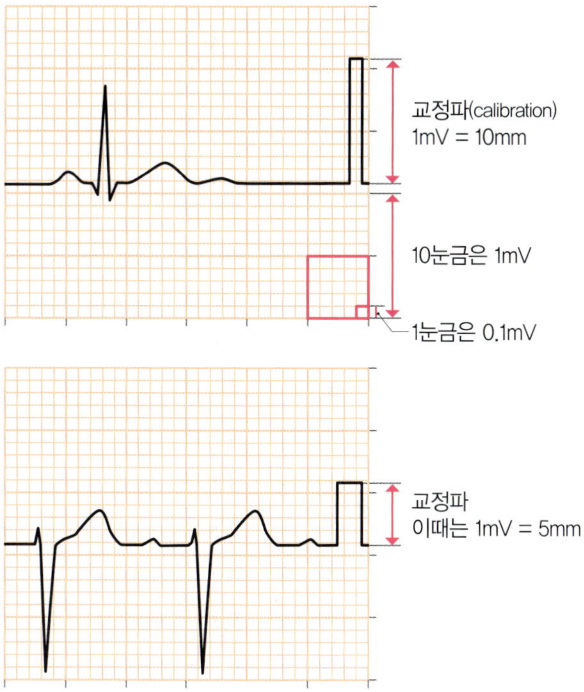

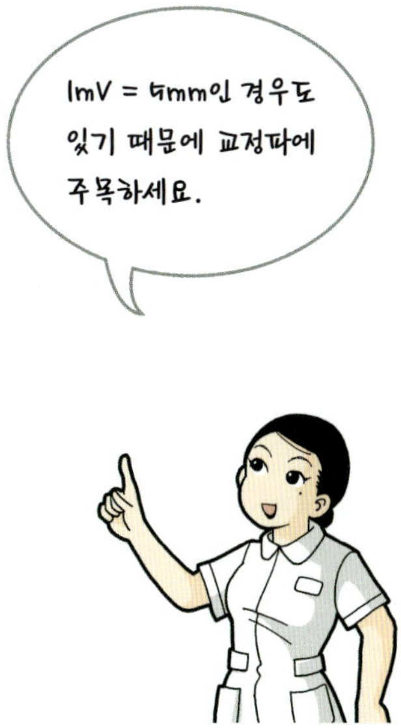
1mV = 5mm인 경우도
있기 때문에 교정파에
주목하세요.

6 심전도의 측정치 확인

먼저 심전도에서 사용되는 각종 측정치를 살펴볼까요?

PQ시간(PQ간격) : 심방에서 심실로 전도되는 시간

P의 시작에서 QRS의 시작까지(R 또는 Q)**의 시간**을 PQ시간이라고 하며 심방수축(흥분, atrial contraction)의 시작에서 심실수축(흥분, ventricular systole)의 시작까지의 **시간 경과**를 나타냅니다. 즉, 굴sinus에서 오는 자극의 전도conduction가 잘 진행되는지를 나타내는 것이지요.

> 정상 PQ시간은 0.12~0.20초이다.

QT시간(QT간격)

QRS의 시작에서 T파가 종료될 때까지의 시간을 측정하는 것이 QT시간입니다. 전해질electrolyte의 이상이나 약물의 효과에 따라 변화하지만 그 **정상치는 심박수**heart rate**에 따라 변화**하기 때문에 기억하지 않아도 됩니다.

RR간격과 PP간격

맥을 볼 때에는 옆의 심박heart beat과의 간격을 측정합니다. 이때 **R과 R의 간격**, **P와 P의 간격**을 측정하면 되는데, 정상 굴sinus리듬의 경우는 당연히 RR간격과 PP간격이 일치할 것입니다.

ST부분

시간의 측정치는 아니지만 **QRS의 종료에서 T파의 시작까지의 부분**을 ST부분이라고 표현합니다. 심실흥분ventricular activation의 정점에서 회복기의 시작까지를 나타내기 때문에 **심근**myocardium**의 장애 등이 있으면 변화**하지요. 상승과 하강의 패턴에 **독특한 표현**이 있다는 것을 알아두기 바랍니다.

PQ시간과 QT시간

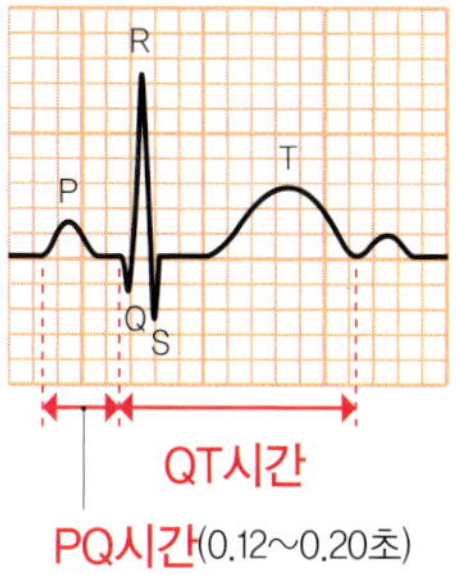

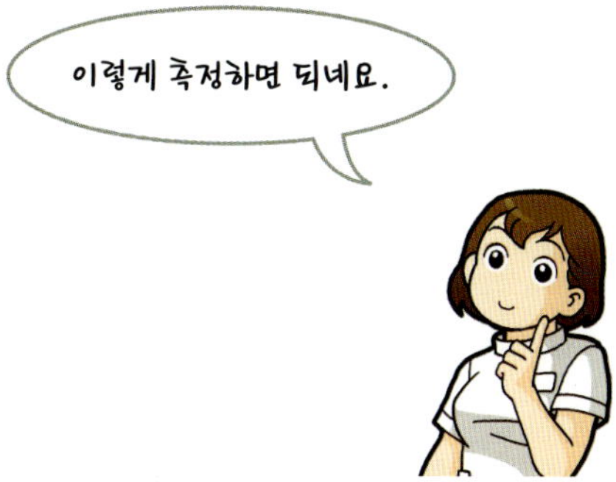

RR간격과 PP간격

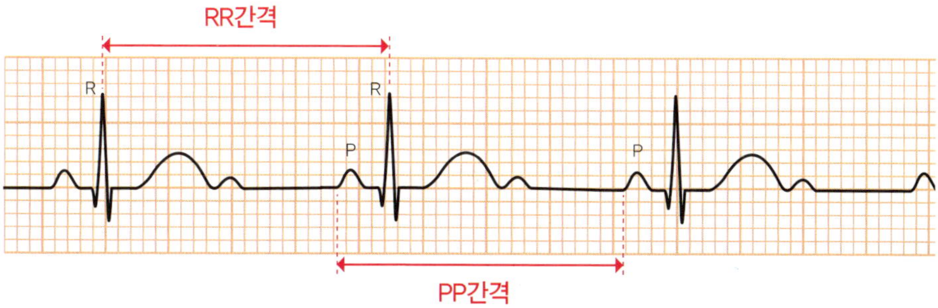

ST부분

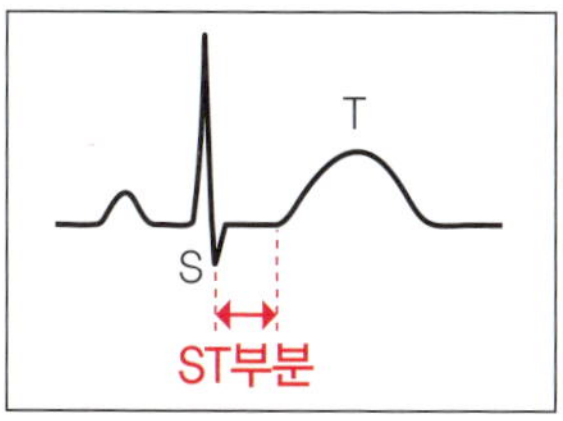

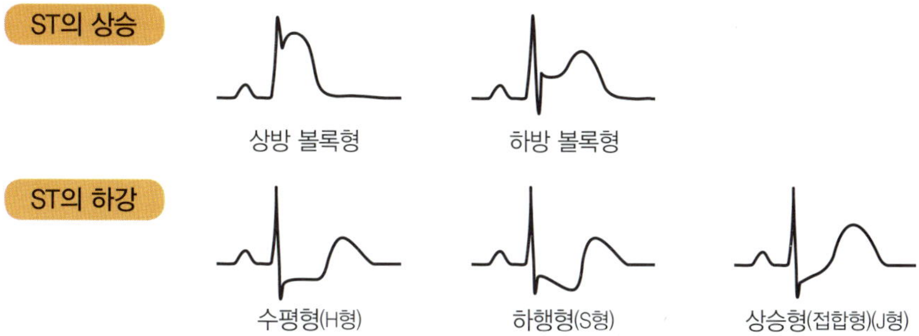

7 전기축은 좌하향이 정상

전기축electrical axis이라는 말도 알아 둡시다.

심장의 수축으로 발생하는 전력은 복잡하지만 이것을 전부 통합한 벡터vector로 나타내면 정상의 심장에서는 '좌하(左下) · 좌전(左前) 방향'을 가리키게 됩니다. 이것은 해부에서 공부했듯이 심장의 대부분은 좌심실left ventricle이 차지하고 있어 그 심장이 좌하 · 좌전 방향을 향하고 있기 때문이에요.

이 벡터의 방향을 정면에서 보았을 때의 각도로 나타낸 것이 전기축입니다. 대부분이 심실ventricle 성분이기 때문에 평균 QRS 전기축이라고 부르는 경우도 있어요. 오른쪽 그림과 같이 심장에서 수평으로 왼쪽 방향을 ±0˚ 로 해서 시곗바늘 도는 방향을 플러스(+), 반대 방향을 마이너스(−)로 나타내기 때문에 다음과 같이 됩니다.

> 정상 전기축은 : 좌하(左下) 방향(0˚ ~ + 90˚)

그 외에는 비정상이라고 생각해도 되나요?

우측을 향할 때(+90˚ 이상)는 우축 편위right axis deviation, 좌상(左上)까지 가면(0˚ 이하, 마이너스) 좌축 편위left axis deviation라고 하지만 다소의 차이는 비정상이라고 하지 않습니다.

전기축의 각도는 어떻게 계산합니까?

계산이라고 하기보다는 그래프 위에서 측정하는 것입니다. 그러나 "전기축은 몇 도인가?" 하고 묻는 의사는 거의 없어요.

I 유도는 왼쪽 수평 방향이고 aVF는 바로 아래 방향(p.36 참고)이기 때문에 이 2개의 QRS의 주성분에 대해서 보면 다음과 같이 나타낼 수 있습니다.

> 정상 전기축 : I 상향 ↑, aVF 상향 ↑
> 우축 편위 : I 하향 ↓, aVF 상향 ↑
> 좌축 편위 : I 상향 ↑, aVF 하향 ↓

심전도의 법칙 1(p.50 참고)을 사용하면 되겠네요.

그렇지요. 여러분은 이 정도만 알면 충분하다고 생각합니다.

전기축electrical axis

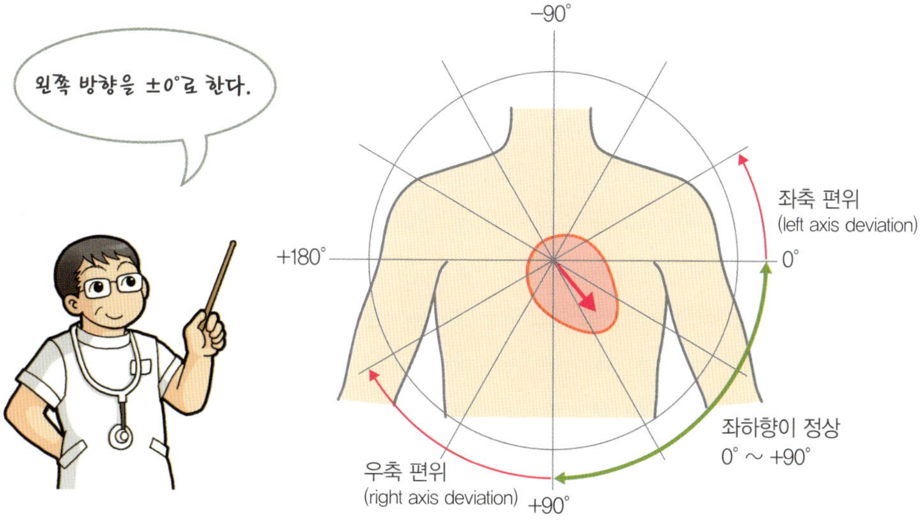

축편위 보는 법

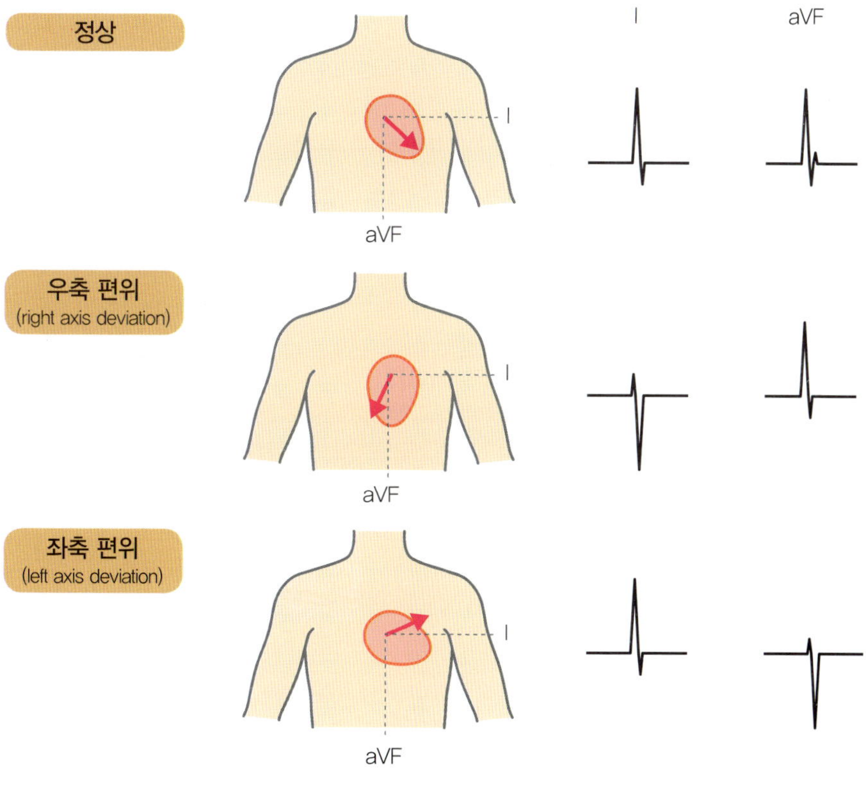

8 자극전도계와 심전도

어렵긴 해도 심전도가 조금 보이는데요. 하지만 선생님, 앞에서 가르쳐주신 **자극전도계**conducting system**와 심전도 패턴의 관계**가 잘 이해되지 않아요. P가 심방atrium이고 QRS가 심실ventricle이라면 방실결절atrioventricular node이나 히스다발His bundle은 어디로 간 것입니까?

아, 지금까지 이야기하지 않았는데 여기에서 중대 발언을 하겠습니다.

> 자극전도계는 심전도에 파형으로서 나타나지 않는다.

네, 그러면 굴심방결절(동결절, sinus node)이 P파이고 푸르킨예섬유Purkinje fiber가 QRS가 아닌가요?

잠깐, 지혜 씨가 조금 전에 **P가 심방이고 QRS가 심실**이라고 말했지요. 그게 정답입니다.

자극전도계는 자동능automaticity이나 전달력이 우수한 심근세포cardiac muscle cell의 집합체(연속)이지만 그 자체가 수축하거나 강한 전력을 발산하는 것은 아닙니다. 굴심방결절은 오른심방right atrium에 있어서 바로 심방을 흥분, 수축시키기 때문에 거의 P와 일치하고 있어요. 따라서 P는 그대로 굴심방결절의 작용을 반영하고 있다고 생각되는 경우도 많아요.

그러나,

> P파는 심방 심근의 흥분과 수축에 따라 발생한다.

따라서 굴심방결절의 전위electric potential는 아니지요. 마찬가지로 **QRS는 푸르킨예섬유에 따라 흥분, 수축된 심실근이 일으킨 전위**이므로, 조금 전의 3가지 법칙이 적용되는 것입니다.

따라서 히스다발이나 방실결절 부근은 PQ의 '**시간경과**'로서 심전도에 반영되는 것뿐입니다. 단, 심장 속에 전극이 부착된 카테터catheter를 넣고 **심내심전도**를 찍으면 히스다발의 심전도까지 찍을 수가 있지요. 하지만 이것은 다른 이야기예요.

자극전도계conducting system와 심전도

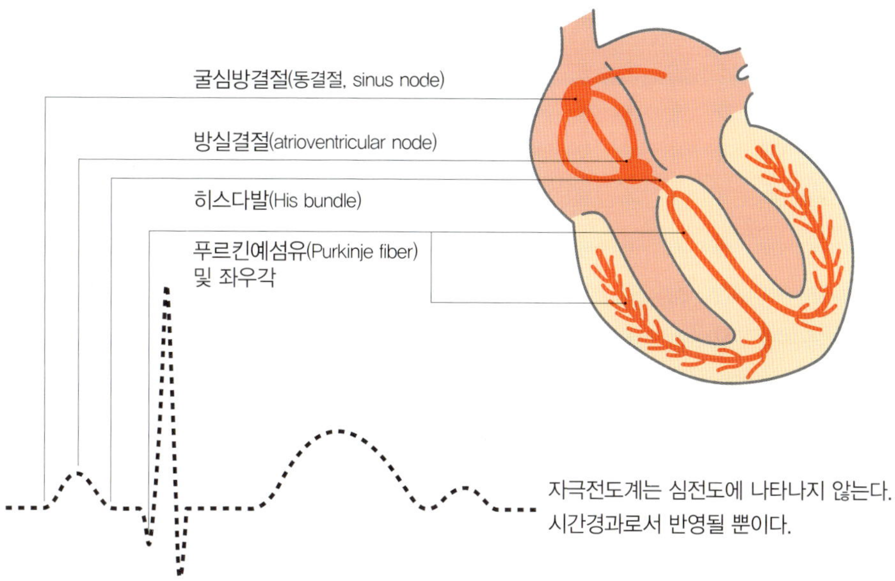

심전도는 심근 수축을 나타낸다

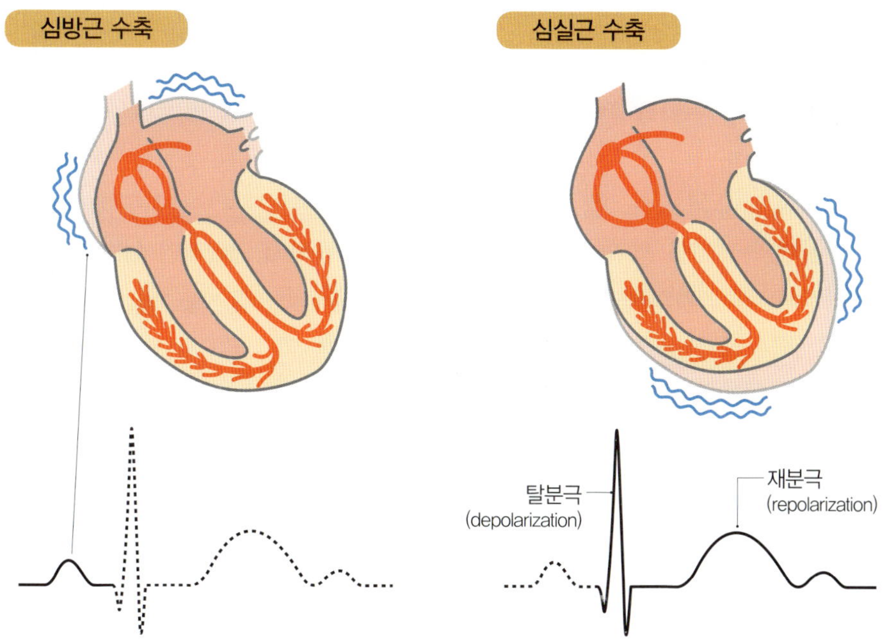

9 정상 심전도의 패턴

그러면 여기에서 다시 한 번 정상 심전도의 패턴을 확인합시다.

① 작은 상향파 P
② 폭이 좁고 날카로운 파 QRS(RS형 또는 R형)
③ 일단 기선으로 돌아온다.
④ 느린 상향파 T
⑤ U는 기억하지 않아도 된다.

자신이 심전도의 패턴을 그리면서 기억하는 것이 좋아요.

그렇지요. 심전도를 보는 포인트는,

파형에 이상이 있는가?
리듬에 이상이 있는가?

의 2가지 점이 중요하지만 리듬을 평가하는 데에도 이 정상 패턴을 확인하는 것이 매우 중요합니다.

그런데 심박수heart rate를 세려면 어떻게 해야 할까? 1분간 심전도를 찍어 전부 세어보면 좋겠지만 그건 번거로운 일이지요. 간단하게 대략적인 심박수를 세는 요령이 있으니 꼭 기억해 둡시다.

R의 꼭대기가 심전도 용지 모눈의 굵은 쪽(5mm마다 그어진 선)에 일치한 부분을 찾아내 다음의 R까지의 거리를 재보는 것입니다.

용지는 1초에 2.5cm 진행하기 때문에 굵은 선의 눈금 5개가 1초가 되지요. 1박에 5눈금 진행하면 매분 60이 되며, 여기서 1눈금마다 가까워지면 '60–75–100–150–300'으로 증가해가지요. 그래서 6눈금이라면 50이 됩니다. 이것은 물론 규칙적인 맥일 때에만 해당되지만 이 숫자를 암기해 두면 대략적인 심박수를 재는 데 도움이 됩니다.

정상 심전도의 패턴

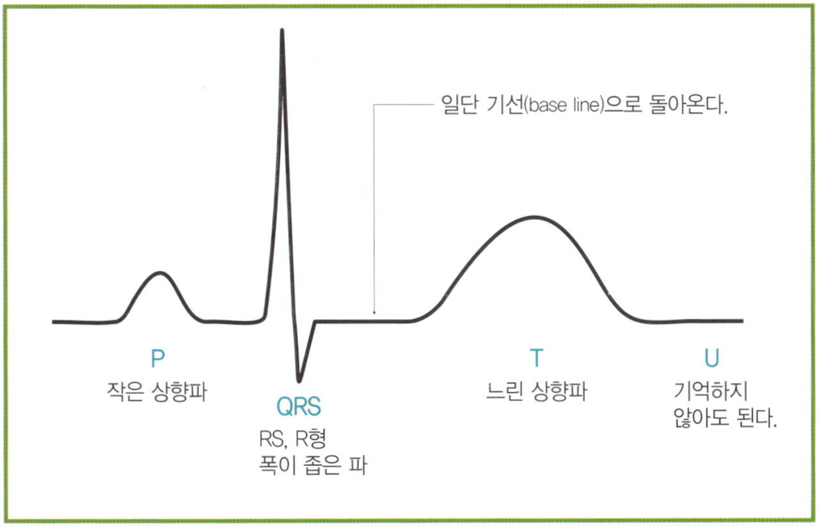

심박수heart rate를 빨리 이해하는 법

R – R을 본다.

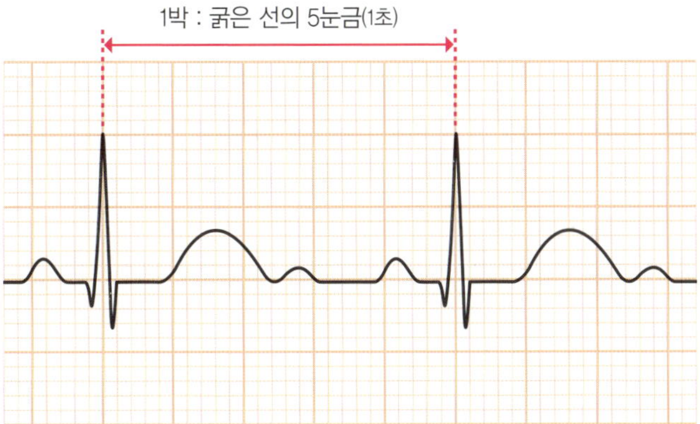

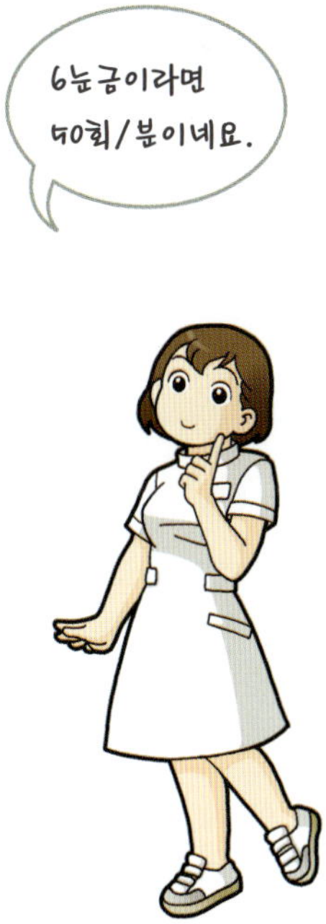

굵은 선의 눈금 5개 = 1초이기 때문에

5눈금 ⇨ 60회/분
4눈금 ⇨ 75회/분
3눈금 ⇨ 100회/분
2눈금 ⇨ 150회/분
1눈금 ⇨ 300회/분

60–75–100–150–300을 기억해 두자.

10 실제의 심전도 읽기

심전도 기초의 마지막으로 실제의 12유도 심전도(12-lead ECG)를 봅시다.
오른쪽에 있는 것은 건강한 젊은 사람의 심전도입니다. 이와 같이 왼쪽에 사지유도, 오른쪽에 흉부유도의 형태로 두꺼운 종이에 정리하는 경우가 많지요.
자, 지혜 씨 뭔가 이상한 점은 없나요?

있어요. aVR을 보세요. P도 아래로 향했고 Q파도 있으며, T마저 아래로 향했으니 이것은 전부 이상소견입니다.

잘 보았어요. 그러나 여기까지 공부하지는 않았지만 이것은 무시해도 돼요.

예? aVR은 무시해도 되나요?

aVR은 12유도 중에서 오직 하나, 우상방향(심장의 수축과 반대측)에서 보는 유도이기 때문에 지금까지의 정상 패턴은 들어맞지 않아 처음부터 무시해도 상관없습니다(p.36 참고).

또 하나, V_1인데 Q같이 보이고 T도 낮고 평탄해요.

잘 보았어요.
V_1에서는 종종 R이 매우 작아서 QS같이 보이는 경우가 있는데, 이때에는 V_2, V_3까지 Q가 되어 있지 않는 한 무시해도 됩니다. 또 다음과 같은 경우도 정상 범위입니다.

> V_1의 T는 젊은 사람이나 여성은 낮은 경우가 많아 종종 음성으로 나타난다.

심박수heart rate는 어떤가요?

V_3에서 보면 R의 간격이 5눈금보다 약간 짧은 정도예요. 그래서 매분 60보다 약간 많은 정도라고 생각하면 되는 거지요.

그렇지요. 지혜 씨도 실력이 굉장히 늘었네요.
그러면 다음부터는 여러 가지 질환을 살펴봅시다.

실제의 12유도 심전도12-lead ECG

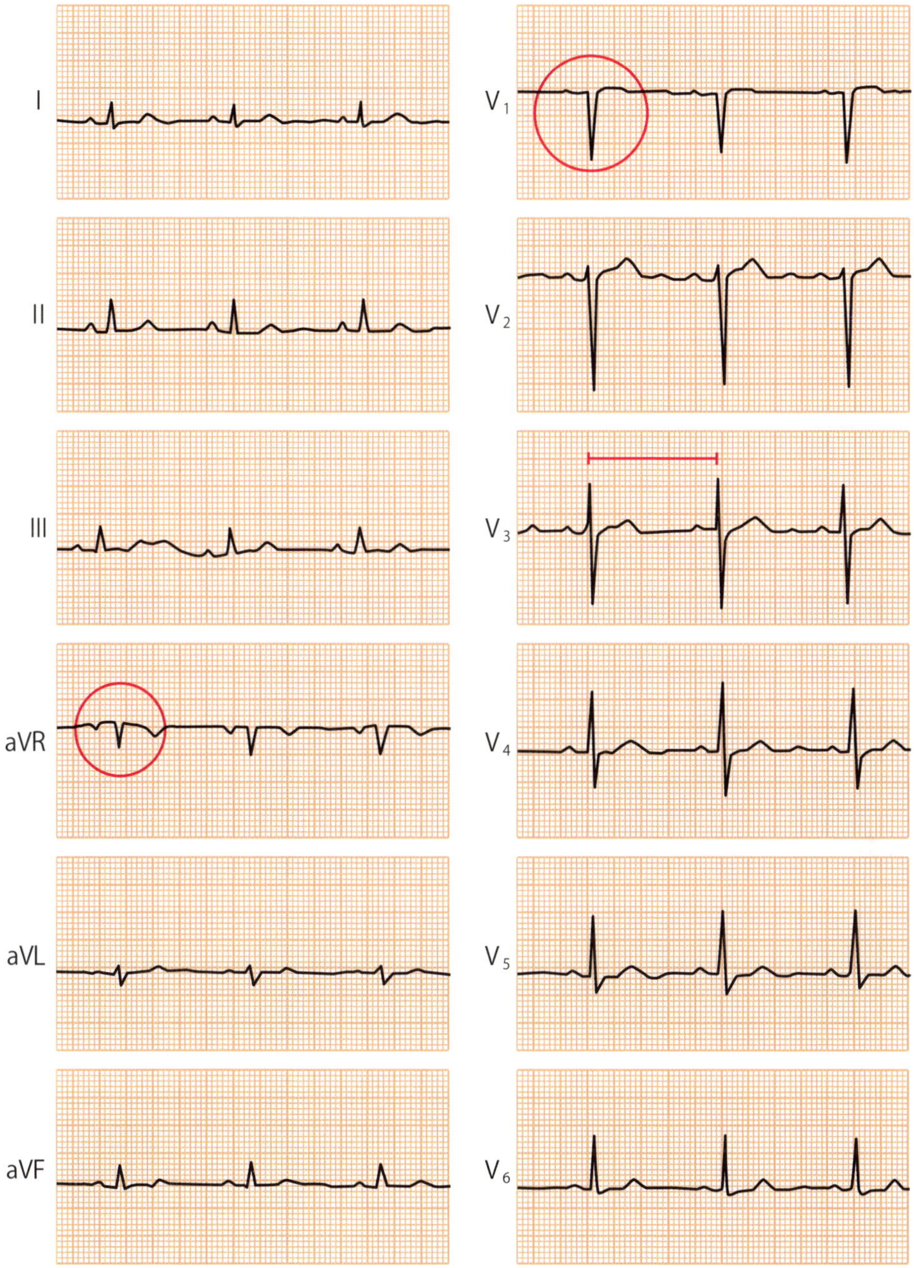

담배와 심장질환

"담배를 피우면 심장이 답답해진다"고 말하는 환자가 있다. 심전도에서는 흡연 시에 부정맥arrhythmia이 증가하고 있다. 그러면 우선 '담배를 끊으면 괜찮을 텐데' 하고 생각하지만 끊을 수 없는 것이 '애연가'인 것 같다.

담배의 해로운 점은 심장질환에서도 확실하게 증명되고 있다. 흡연에 의해 관상동맥coronary artery의 이환율과 사망률이 몇 배 증가한다는 것이 밝혀졌고 더욱이 심장질환에 걸려 있는 사람이 담배를 계속 피우는 것은 자살행위이다.

여기에 폐질환pulmonary disease의 악화, 뇌졸중stroke의 위험 증가, 폐암lung cancer과 후두암laryngeal cancer 등의 악성 종양malignant tumor의 발병, 말초혈관의 장애, 임부나 태아에 대한 영향 등을 생각한다면 담배는 실로 '방치된 독약'이라는 것이 명백하다. 또한 담배를 피우지 않는 주위 사람들에게도 해를 끼친다는 것을 이해해야 한다.

최근에는 금연 보조를 위한 내복약도 나와 있다. 콜레스테롤cholesterol이나 대사증후군metabolic syndrome뿐만 아니라 금연의 중요성도 강조되어야 할 것이다.

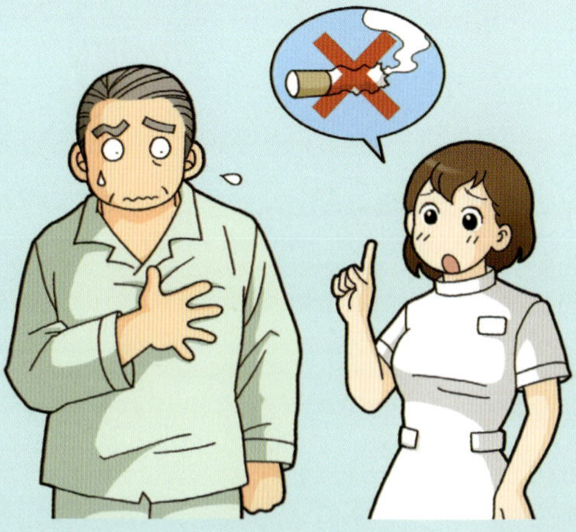

Chapter 5

환자의 심전도 읽기

- 심장비대와 각차단
- 허혈성 심질환
- 부정맥

1 심방비대는 P로 판단한다

정상 심전도와 그 구조는 이해했지요?

네, 거의 이해했어요.

그러면 지금부터 병적인 심전도를 살펴봅시다. 우선, 심방atrium의 부하와 비대입니다. 심방의 심근myocardium은 그 양이 증가하면 법칙대로 전위electric potential가 높아지고 파wave도 높아집니다. 그러나 여기에 포인트가 있어요. 그것은 왼심방left atrium과 오른심방right atrium의 관계입니다. 우선, 굴심방결절(동결절, sinus node)은 오른심방에 있기 때문에 오른심방이 먼저 수축하고 왼심방은 그보다 약간 늦게 수축합니다. 그래서 P파는 그림 1과 같이 2개의 파가 합성되어 이루어지는데, 여기에서 오른심방에 부하가 걸리고 비대해지면 '포인트'에 나타낸 것처럼 오른심방 성분이 증가하여 전체적으로 높고 뾰족한 P가 됩니다.

이에 비해서 왼심방에 부하가 걸리면 오른심방과의 시간차가 강조되는 형태가 되어 이봉성(M형 : ⋂⋂)이 됩니다. 더욱이 왼심방은 오른심방의 뒤쪽에 있어 부하가 걸려 확대될 때에는 뒤쪽으로 확대되기 때문에 V_1 등 명치 부분에서 보면 멀어지는 방향이 되며, 따라서 상 · 하의 이상성biphasic이 됩니다.

정리하면 다음과 같습니다.

> 오른심방의 부하와 비대는 높은 P, 뾰족한 P
> 왼심방의 부하와 비대는 이봉성(M형)의 P 또는 이상성(상하)의 P

정상 심방에서도 P는 오른심방과 왼심방의 합성이기 때문에 작은 M형을 나타내는 경우가 있습니다. 왼심방 부하에 의한 이상 P로 판단하기 위해서는 P의 폭도 확대(0.10초 이상)되어야 한다는 것이 기준이 됩니다.

> 왼심방의 부하와 비대는 폭이 넓은 P

심방비대는 P로 판단한다

그림 1 P파는 2개의 파로 구성되어 있다.

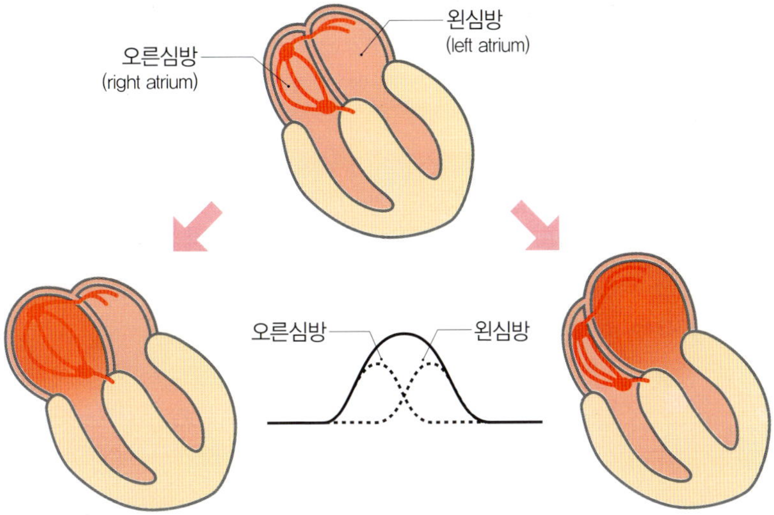

오른심방 부하 · 비대의 포인트

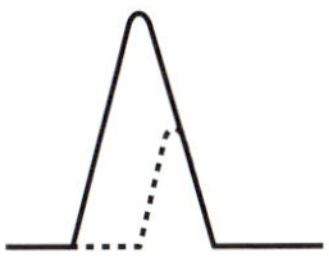

높고 뾰족한 P(0.25mV 이상)
폭은 정상

왼심방 부하 · 비대의 포인트

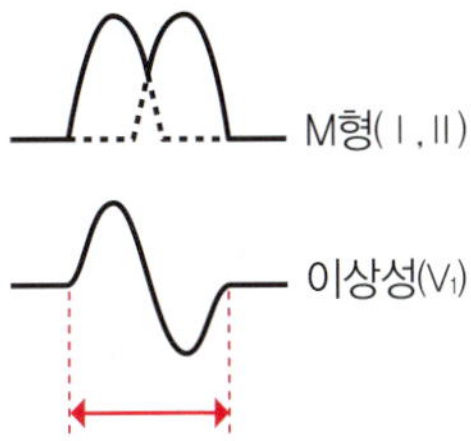

폭이 넓다(0.10초 이상).

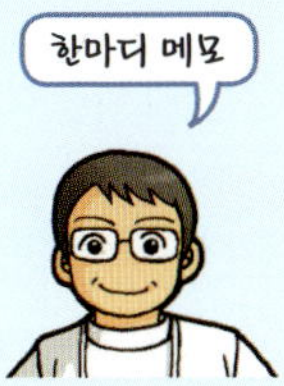

심방부하 및 심방비대atrial hypertrophy의 원인과 의미

오른심방 부하는 폐경색pulmonary infarction이나 폐기종emphysema, 천식asthma, 폐섬유증lung fibrosis 등의 폐질환에서 나타나는 경우가 많아, 뾰족하고 높은 P를 **폐성 P**라고 하는 경우도 있다. 그 외에는 선천성 심질환congenital heart disease이나 원발성 폐고혈압증primary pulmonary hypertension 등 오른심장계에 압력부하나 용량부하가 일어나는 질환에서 볼 수 있다.

이에 비해 왼심방 부하는 주로 승모판협착mitral stenosis이나 승모판폐쇄부전mitral insufficiency 등으로 왼심방이 확대되어 있을 때를 생각할 수 있다.

어느 쪽도 심전도로서는 그다지 긴급성이 없지만, 질환으로서는 모두 위중해질 가능성이 있음을 기억해 두는 것이 좋다.

2 왼심실비대는 QRS가 극단적

그러면 다음으로 심실비대ventricular hypertrophy에 대해 살펴볼까요?

우선 왼심실비대left ventricular hypertrophy를 봅시다. 원래 정상에서도 왼심실left ventricle은 오른심실right ventricle보다 훨씬 두껍고 심근myocardium 양이 많기 때문에 왼심실이 비대하다는 것은 정상으로도 볼 수 있어요.

여러 번 나왔던 심장의 횡단면 그림에서는 법칙 1(p.50 참고)에서 공부한 것처럼 V_5, V_6에서는 주로 가까이 오는 흥분이기 때문에 상향파가 크지요. V_1에서는 약간 가까이 온 다음에는 멀어져가기 때문에 하향파가 커지는 것입니다.

여기에서 왼심실이 비대해져 심근 양이 증가하면 법칙 2(p.52 참조)에 따라 V_5, V_6에서는 R이 더욱 높아지고 V_1에서는 S가 더욱 깊어지지요(그림 1).

즉, 다음과 같아집니다.

> 왼심실비대left ventricular hypertrophy에서는 V_5, V_6에서 R이 높고 V_1에서 S가 깊다.

비대의 진단기준으로는 일반적으로 V_5의 R파와 V_1의 S파를 더해서 40mm 이상 되는 경우 왼심실비대라고 합니다.

그러나 우선 간단하게 다음과 같이 기억하세요.

> V_5 또는 V_6에서 R이 26mm 이상 되면 왼심실비대

포인트(p.81)의 심전도에서는 T파도 이상해요.

그렇습니다. 특히 압력부하가 걸려 왼심실벽이 비대해져 있는 심장에서는 그림(p.81)과 같은 형태에서 ST~T가 내려가는 경우가 많아 이것을 변형패턴strain pattern이라고 해요. 비대형 심근증hypertrophic cardiomyopathy이라는 병에서는 이것이 더욱 극단적으로 되어 큰 음성 T파가 되는데 왼심실벽이 고도로 비대해지는 병이기 때문에 납득할 수 있을 것입니다.

왼심실비대left ventricular hypertrophy는 QRS가 극단적

그림 1

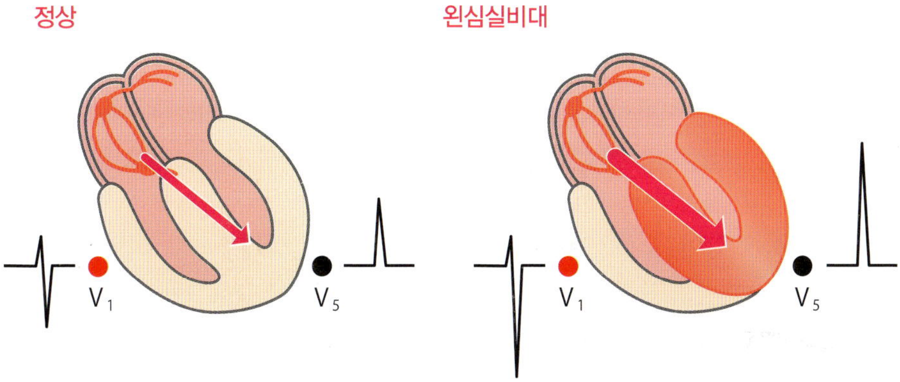

법칙 2
수축되는 심근(myocardium)의 양이 많을수록 파는 높아(깊어)진다.

전극장착과 스위치 ON까지의 포인트

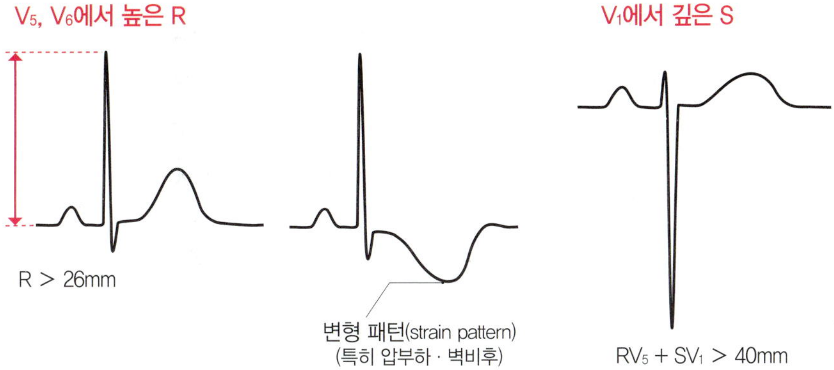

왼심실비대의 원인

압력부하 → 벽비후
- 고혈압(hypertension)
- 대동맥판막협착(aortostenosis)
- 비대형 심근증(hypertrophic cardiomyopathy) (⇨변형 패턴)

용량부하 → 확장
- 승모판폐쇄부전(mitral insufficiency)
- 대동맥판막폐쇄부전(aortic insufficiency)
- 심실중격결손(interventricular septal defect)
- 동맥관개존증(patent ductus arteriosus) 등

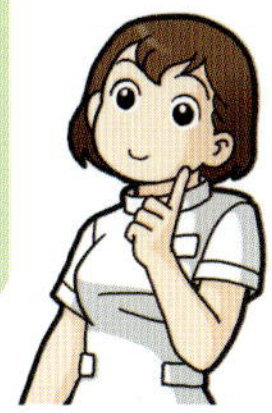

3 오른심실비대는 오른쪽으로 치우친 QRS

다음은 오른심실비대right ventricular hypertrophy입니다. 오른심실은 비대해서 심근 myocardium 양이 증가하기 때문에 전기의 방향도 전체적으로 보면 오른심실 쪽 즉, 앞 · 오른쪽으로 당겨지는 형태가 됩니다. 그러면 그림 1과 같이 V_1에서 보면 자신 쪽으로 가까이 오는 형태가 되어 높은 상향파(R)가 됩니다. 반대로 V_5, V_6에서는 평소에는 가까이 오던 것이, 처음에는 가까이 오지만 후반에는 멀어져가는 형태가 되지요. 그래서 하향(S)이 깊어집니다.

> 오른심실비대에서는 V_1에서 높은 R, V_5, V_6에서 깊은 S가 된다.

왼심실비대left ventricular hypertrophy와 반대가 되는군요. 역시 26mm 이상을 기준으로 진단하는 건가요?

진단기준은 여러 가지가 있지만 우선, 다음과 같이 생각할 수 있지요.

> V_1에서 R이 S보다 크다.

즉, 하향보다 상향쪽이 크면 오른심실비대를 생각합시다.

왼심실과 오른심실이 모두 비대해지는 경우도 있지요?

양심실비대biventricular hypertrophy일 때에는 왼심실비대left ventricular hypertrophy의 기준과 오른심실비대right ventricular hypertrophy의 기준을 합친 것이 됩니다.

> 양심실비대biventricular hypertrophy : V_5, V_6에서는 26mm 이상의 높은 R
> 동시에 V_1에서는 R이 S보다 크다.

여기에서 주의해 둘 것이 있습니다. 우선, 이러한 비대의 진단은 심실의 수축이 원활할 때에만 통용되는 것입니다. 즉, 흥분의 전도가 차단되거나 다른 통로를 통할 때(각차단이나 WPW증후군 등)에는 **심실비대ventricular hypertrophy의 진단기준을 그대로 적용할 수 없기** 때문입니다.

오른심실비대right ventricular hypertrophy는 오른쪽으로 치우친 QRS

그림 1

정상 　　　　　　　　　　　　　　　　오른심실비대

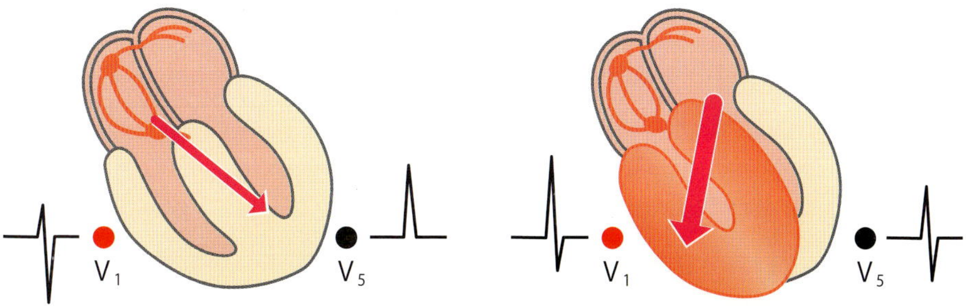

오른심실비대 심전도의 포인트

V_1에서 R > S, 상향파가 크다.

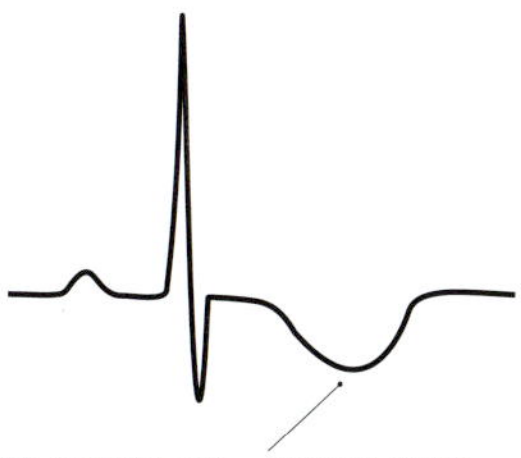

변형 패턴이 되는 경우가 많다.
우축 편위(right axis deviation)

오른심실비대(right ventricular hypertrophy)의 원인

- 폐고혈압증(pulmonary hypertension)
- 폐색전증(pulmonary embolism)
- 승모판협착증(mitral stenosis)
- 삼첨판폐쇄부전증(tricuspid insufficiency)
- 선천성 심질환(congenital heart disease) 등

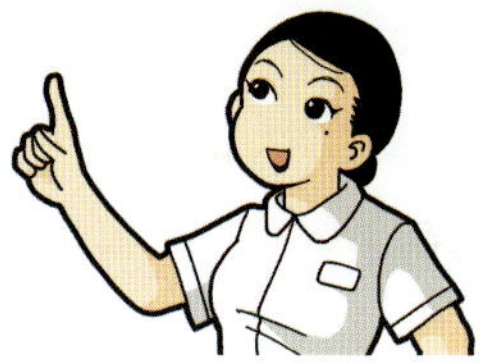

양심실비대biventricular hypertrophy는 양쪽의 요소

양심실비대 심전도의 포인트

V_5, V_6에서 높은 R

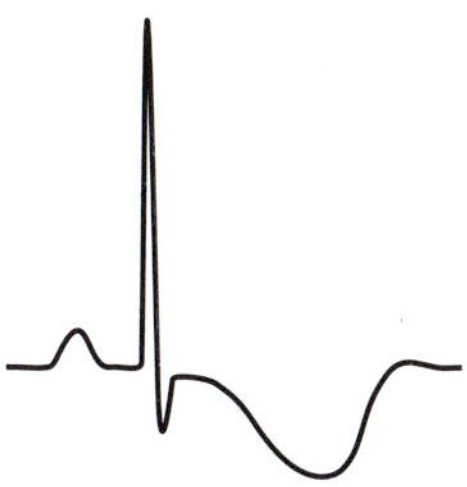

동시에

V_1에서 R > S

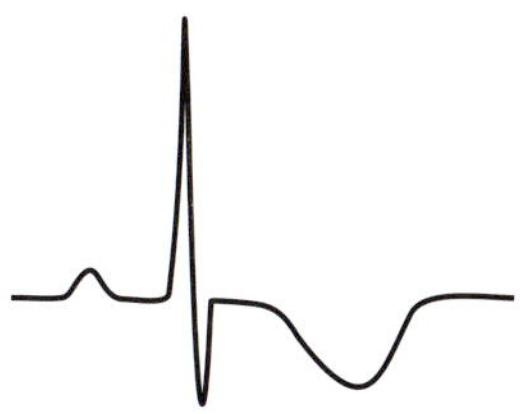

4 각차단은 톱니 모양의 QRS

다음은 심실ventricle 내에서의 전도장애conduction defect, 즉 각차단bundle branch block에 대해서 공부할까요? 자극전도계conducting system는 굴심방결절(동결절, sinus node)에서 시작해 접합부를 통해 심실 내로 들어가면 우각, 좌각으로 나뉘어 심실근으로 퍼져나간다는 것을 공부했습니다.
우선, 여기에서 **우각의 전도가 차단**되었다면 어떻게 될 것인가?

차단되었다면 정상적인 흥분전달이 이루어지지 않기 때문에 **시간이 걸립**니다. 즉 **QRS의 폭이 넓어**지는 것으로, 법칙 3이에요(p.52 참고).

그렇지요. **QRS폭이 0.10초 이상**으로 연장됩니다.
우각차단right bundle branch block일 때에는 심실중격ventricular septum의 오른쪽에는 차단 때문에 흥분이 전달되지 않고 대신에 먼저 나간 좌각 쪽에서 흥분이 돌아옵니다. 수축에는 시차가 생기기 때문에 다음과 같이 됩니다.

1. 중격 : 좌각에서 오른쪽으로 진행 : 오른 방향
2. 왼심실 : 좌각에서 앞으로 진행 : 왼 방향
3. 오른심실 : 좌각에서 돌아옴 : 오른 방향

결국 V_1, V_2에서는 '오른쪽-왼쪽-오른쪽'으로 상향파의 톱니 모양 파형이 되지요.

> 우각차단에서는 V_1, V_2에서 폭이 넓은 상향의 톱니 모양 QRS가 된다.

그럼 좌각차단left bundle branch block에서는 V_5, V_6에서 톱니 모양 파형이군요.

발상이 단순해서 좋아요. 그림에 있듯이 **V_5, V_6에서 톱니 모양의 상향파**가 됩니다. 그러나 좌각차단인 경우에는 왼심실이 크기 때문에 톱니 모양같이 움푹 들어가지 않고 약간 들어간 정도밖에 되지 않아요. 오른 방향의 성분이 없어지는 형태가 되어 톱니 모양이 확실하지 않고 단지 폭이 넓은 QRS가 되는 경우도 있습니다.

> 좌각차단에서는 V_5, V_6에서 폭이 넓고 톱니 모양이 확실하지 않은 QRS (V_1이 하향)가 된다.

각차단은 선명한 톱니 모양과 둔한 톱니 모양의 QRS가 있다

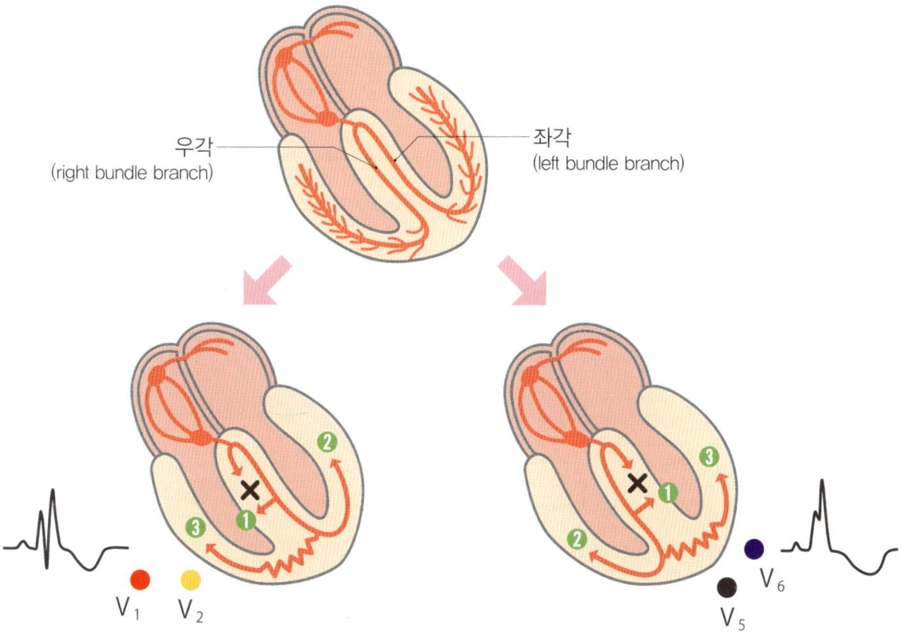

우각차단의 포인트

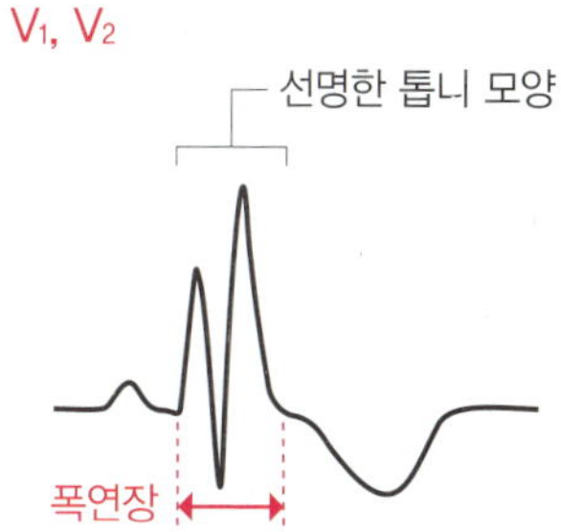

좌각차단의 포인트

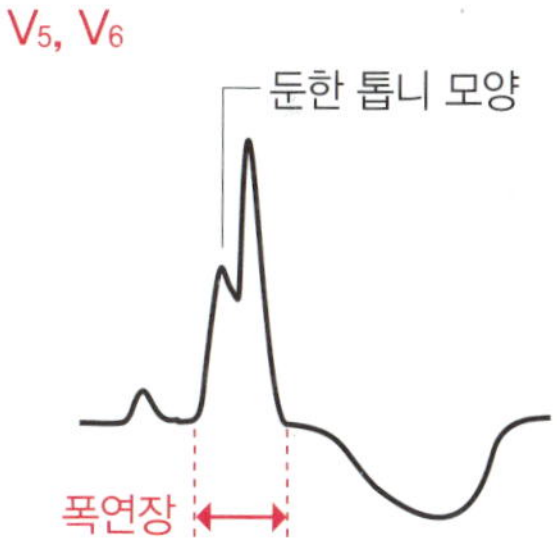

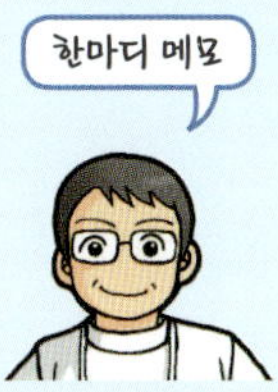

반차단(hemiblock)

좌각(왼갈래, left bundle branch)은 다시 전지(앞가지, anterior branch)와 후지(뒤가지, posterior branch)로 나뉘어 있기 때문에 이 중에서 한쪽만 차단되는 것을 반차단이라고 한다. 심전도에서는 보통의 각차단과는 달리 QRS의 폭은 넓어지지 않고 왼심실수축의 전기 방향이 달라지기 때문에 좌각전지 반차단에서는 현저한 좌축편위left axis deviation, 좌각후지 반차단에서는 우축편위right axis deviation가 된다. 또한 이들 반차단과 우각차단이 합병되는 경우도 있어 진단하기가 어렵다.

5 WPW증후군은 전방의 삼각

QRS의 폭이 넓어지는 질환으로 한 가지 더 기억해야 할 것은 WPW증후군입니다.

어려운 약어네요.

이것은 Wolff−Parkinson−White라는 사람 이름을 생략해서 WPW라고 합니다.

QRS의 폭이 넓어지는 이유는 차단이나 우회로 때문에 수축에 시간이 걸리기 때문이라는 것은 이해할 수 있을 것입니다. 이에 비해 WPW증후군의 경우는 **샛길을 통해 먼저 돌아온** 부분적인 심실수축ventricular systole이 정상 수축 전에 겹쳐지기 때문에 전체의 QRS 폭이 넓어진다는 것입니다.

그림과 같이 켄트다발Kent bundle이라고 불리는 심방에서 심실로 옆길('**부전도로**, accessory pathway'라고 함)이 통하고 있기 때문에 심방수축atrial systole이 일어난 직후 지름길을 통해 심실수축이 부분적으로 일어나지요. 이로 인해 정상 QRS 앞에 삼각형이 붙어 있는 파(**델타파**)가 생기는 것인데, 이것을 '**전방 삼각**'이라고 합니다. 전방이기 때문에 **P 바로 다음에서 시작**되어 **PQ시간도 단축**되지요.

> WPW는 전방 삼각이며 폭이 넓은 QRS와 PQ가 단축된다.

WPW증후군은 부전도로의 미묘한 차이에 따라 심전도상의 델타파가 확실해지는 부위가 달라 A, B, C타입으로 나뉘는데 이것까지는 알 필요가 없어요.

또 WPW증후군의 켄트다발 외에도 **더 많은 부전도로**가 있으며 각각 이름이 붙어 있지요. 여기에서는 상세하게 언급하지 않겠지만 모두가 부전도로를 통해서 정상적인 심실수축보다 빠른 타이밍으로 이상수축이 일어나기 때문에 통틀어 **조기흥분증후군**preexcitation syndrome이라고 부르기도 합니다.

WPW 증후군은 전방 삼각

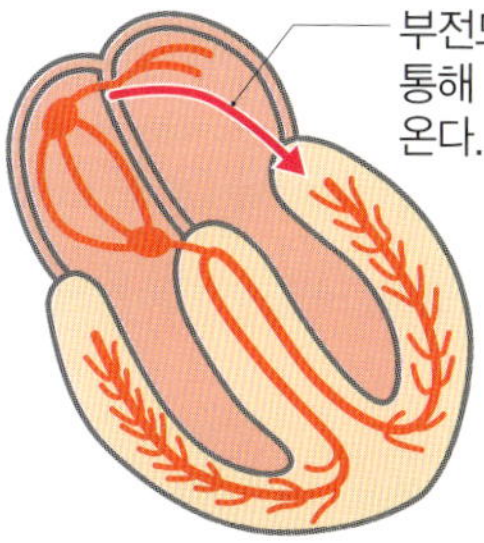

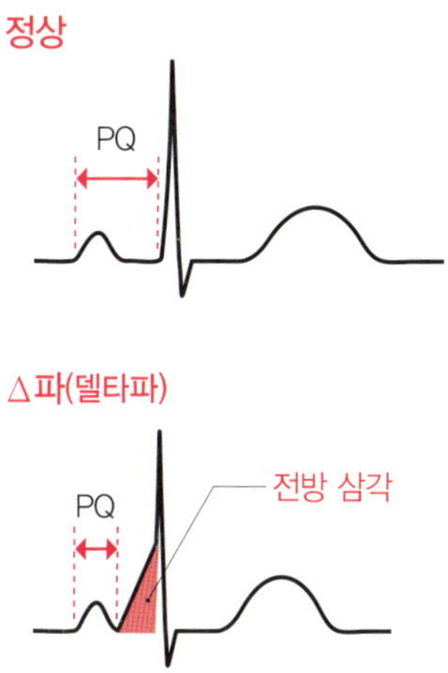

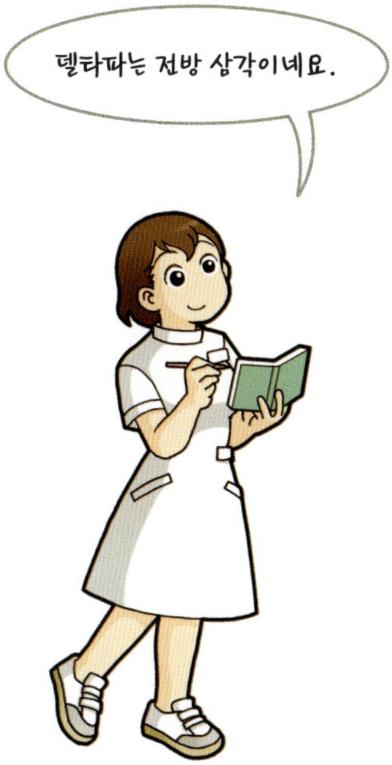

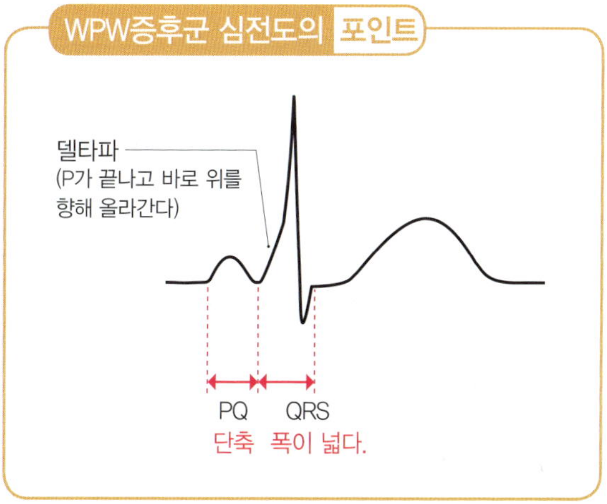

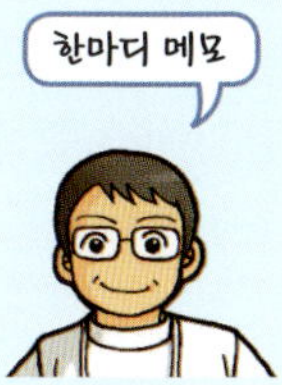

WPW증후군과 빠른맥 발작

WPW증후군에서는 종종 이 부전도로를 통해서 자극이 빙글빙글 돌기(reentry) 때문에 발작성 심실위빠른맥(상심실성 빈맥, paroxysmal supraventricular tachycardia; PSVT) 등 빠른맥 발작을 일으킨다. WPW 환자에서는 동계발작의 과거병력이 있는지 주의해야 한다(p.122 참고).

1 심장과 관상동맥

관상동맥coronary artery이란 무엇인가?

심장근육, 특히 심실근육은 매일 쉬지 않고 혈액을 내보내는 펌프입니다. 따라서 영양이나 산소를 충분히 공급받아야 하는데, 이 심장근육에 혈액을 보내는 동맥이 관상동맥입니다. 해부도를 보면 크게 나누어 3개의 가지가 있습니다.

왼관상동맥	내림앞가지(전하행지)	심장의 앞쪽
	휘돌이가지(회선지)	심장의 뒤쪽
오른관상동맥		심장의 오른쪽에서 아래면

또한, 더욱 가는 가지에도 이름이나 번호가 붙어 있지만 3개의 가지가 기본이기 때문에 우선 이것만 기억합시다.

이들 관상동맥이 장애를 받아 일어나는 **협심증**angina pectoris이나 **심근경색**myocardial infarction을 통틀어 **허혈성 심질환**ischemic heart disease이라고 합니다.

협심증angina pectoris이란 어떠한 병인가?

이 관상동맥이 좁아지면 어떻게 될까요? 관상동맥이 좁아지면 그 아래쪽 심장근육으로 가는 혈액의 공급이 부족해집니다. 이때 혈액이 부족한 심장근육은 독특한 가슴통증 등의 증상을 일으키는데 이것이 협심증입니다.

> 협심증 : 관상동맥에서 혈액이 충분히 공급되지 않을 때의 심장의 비명

관상동맥에 좁은 부분이 있는 경우, 안정 시는 괜찮지만 운동이나 일을 할 때에는 심장이 격렬하게 움직여 더욱 많은 혈액을 필요로 하기 때문에 결과적으로 상대적 혈액부족이 되어 가슴통증이 나타나는 경우도 있는데, 이것을 특별히 **운동협심증**effort angina이라고 합니다.

이때 운동을 중지하거나 쉬거나 니트로글리세린nitroglycerine을 사용하면 증상이 없어지고 본래의 상태로 돌아오는데, 이것도 협심증의 특징입니다.

> 협심증은 회복된다 : 심장근육에 손상을 남기지 않는다.

관상동맥coronary artery

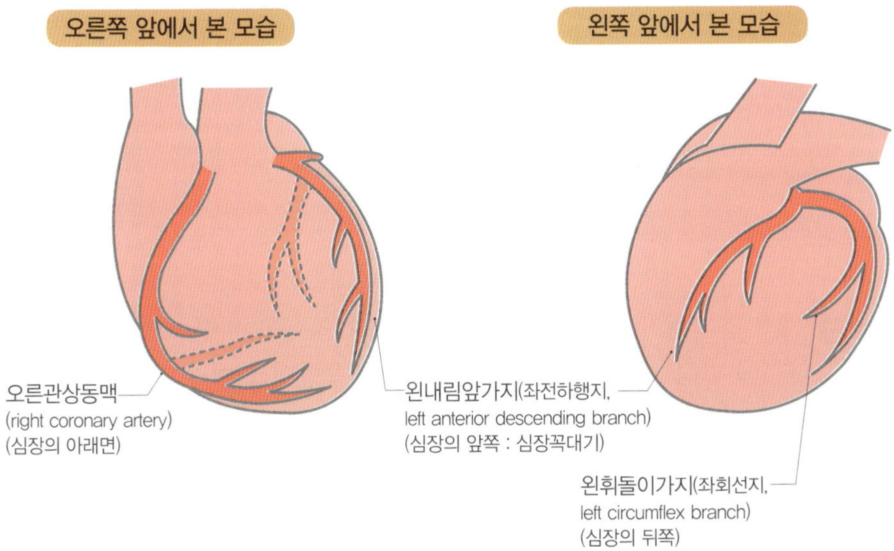

운동협심증effort angina

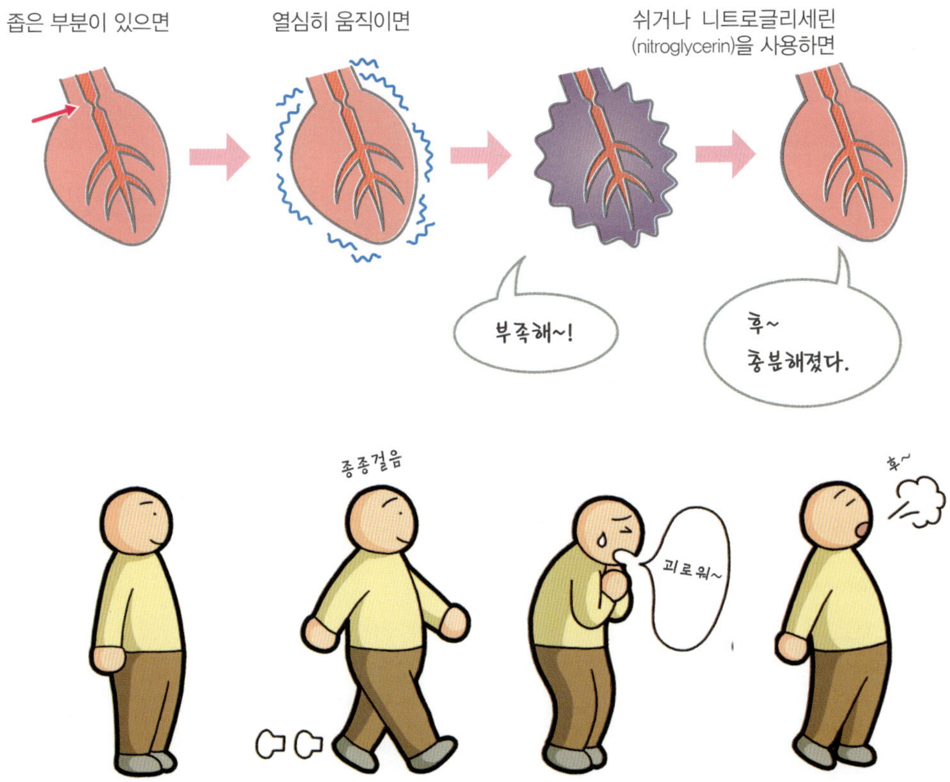

2 심근경색은 어떠한 병인가?

심근경색myocardial infarction은 협심증angina과 근본적으로 다릅니다. 즉 **관상동맥coronary artery이 갑자기 폐쇄**되었기 때문에 그 아래쪽 **심장근육이 손상되는 것**을 말하는데, **불가역적인(회복되지 않는) 손상**을 받은 상태라고 바꾸어 말할 수 있습니다. 이 때문에 안정 시에 갑자기 매우 강한 가슴통증이 일어나 계속되는데, 일반적으로 니트로글리세린nitroglycerin은 효과가 없고 진땀greasy sweat이나 식은땀cold sweat을 흘리면서 나타나는 심한 통증은 협심증보다 훨씬 중증입니다.

손상을 입은 범위에 따라 증상이나 예후가 크게 달라지는데 범위가 작으면 심장에도 영향이 적지만, 광범위한 폐쇄라면 쇼크shock상태나 돌연사sudden death를 일으키기도 하며 나중에 중증 심부전을 남기는 경우도 있습니다.

+ 심근경색myocardial infarction

관상동맥의 폐쇄에 따라 심장근육이 불가역적인 손상을 받은 상태이다.

관상동맥이 좁은 것이 협심증이고 막힌 것이 심근경색 아닌가요?

아닙니다. 관상동맥이 서서히 막혀 **주위로부터 다른 통로로 혈액공급**(이것을 **측부순환 : collateral circulation**)이 이루어지면 심장근육은 손상을 피할 수 있습니다.

이렇게 되면 **심근경색은 되지 않지요**. 하지만 우회로bypass만으로는 혈액이 부족해서 **협심증**을 일으킬 수도 있습니다.

심근경색 치료법의 진보

옛날에는 심근경색이라고 하면 무조건 가만히 두고 안정되기를 기다리는 것이 고작이었습니다. 그러나 최근에는 **카테터catheter 치료**의 발전에 따라 발병해서 아주 빠른 시간, 특히 6시간 이내의 급성기의 심근경색에 대해서는 바로 관상동맥조영coronary arteriography을 실시해서 폐쇄 부위를 풍선 등으로 개통시키는 치료(**재관류 치료**)가 활발하게 시행되고 있지요. 이렇게 하면 **심장근육의 손상을 적게 하고 합병증complication도 감소**시킬 수가 있습니다.

그러나 시간이 경과하면(12시간 이상) **심장근육 손상이 완전히 형성되어 버리기** 때문에 그곳에서 재개통해도 큰 효과는 기대할 수 없지요. 결국, **빠르면 빠를수록 좋다**는 것입니다.

심근경색myocardial infarction은 손상이 남는다

갑자기 막히면 서서히 막히면

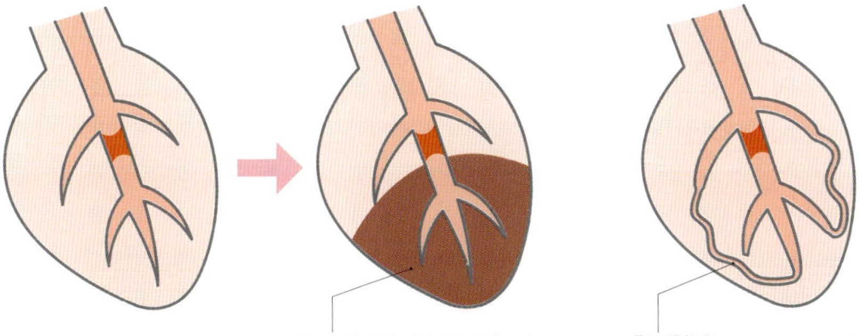

불가역적인 손상을 입는다.

↓

심근경색

측부혈행(collateral circulation)
샛길에서 약간의 혈액이 공급된다.

↓

손상회피

심근경색 급성기의 재관류reperfusion 치료

풍선카테터(balloon catheter)에 의한 직접 PTCA(경피적 경혈관 관상동맥 확장술, percutaneous transluminal coronary angioplasty)법

❶ 막힌 장소에 ❷ 와이어(wire)를 통과시켜 ❸ 풍선을 넣고 넓힌다.

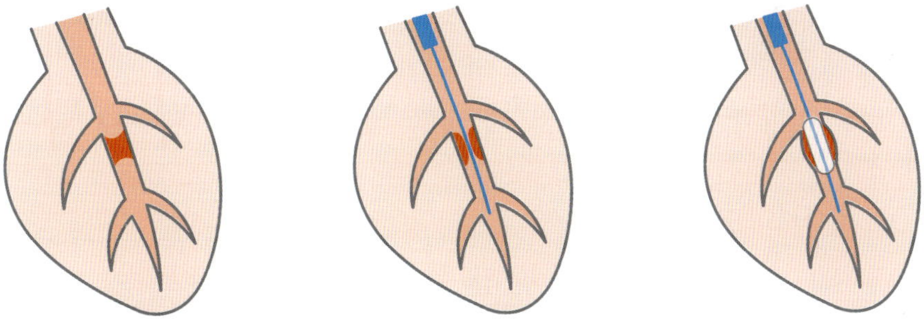

❹ 풍선을 꺼낸다.

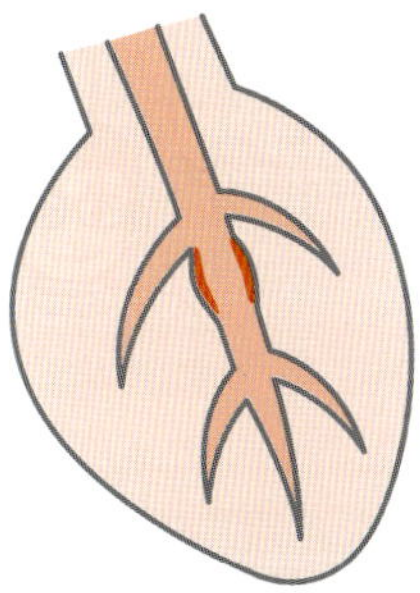

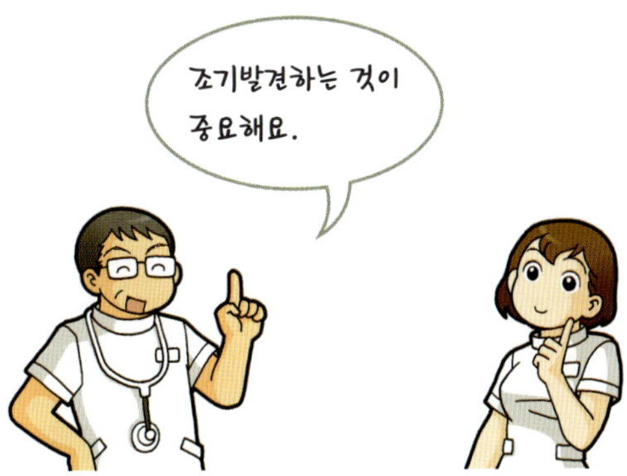

3 심근경색의 심전도 읽기 ①

심근경색은 ST 상승

먼저 심근경색의 심전도를 볼까요? 우선 이것을 기억합시다.

> 심근경색myocardial infarction은 ST 상승

'심근경색은 Q파 출현'이라고 공부한 사람도 있을지 모르겠지만, 앞으로 간호사는 '**심근경색은 ST상승**'이라고 기억하기 바랍니다. 그 이유는 심근경색 **심전도의 시간적 변화가 치료법의 발전**과 관계가 있기 때문입니다.

심근경색의 포인트 1 : 시간경과에 따른 변화

오른쪽 그림을 함께 봅시다. 심근경색 발병 직후에는 우선, ST가 상승할 뿐입니다. 그러나 수 시간에서 12시간 경과하면 Q파가 나타나는데 QRS가 확실한 Q에서 시작되는 것은 이상하지요. 그러나 시간이 더 지나면 ST가 내려가 본래의 자리로 되돌아와서 Q와 음성 T만이 남게 됩니다.

이것은 6시간 이내에 막혔던 관상동맥coronary artery을 재개통시키고 싶다면 **ST가 상승하고 있는 동안에 발견하지 않으면 안 된다**는 것입니다.

Q파가 나타나 있으면 이미 늦었다는 것입니까?

그렇지요. Q파가 나타나면 이미 어느 정도 심장근육에 **불가역적인 손상이 완성되어 있다**는 것을 추측할 수 있지요. 일반적으로 가슴통증chest pain 등의 증상도 최고조를 지난 경우가 많아 재관류reperfusion의 타이밍으로서는 너무 늦었다고도 할 수 있습니다. 실제로는 Q가 있어도 재관류 치료를 시행하는 경우가 있기는 하지만, 역시 '**ST상승이 급성 심근경색**(acute myocardial infarction; AMI)'이라는 생각을 늘 가지고 있지 않으면 치료 시기를 놓칠 것입니다.

> Q파는 심근경색의 성립을 의미

심근경색myocardial infarction은 ST상승이라고 기억하자

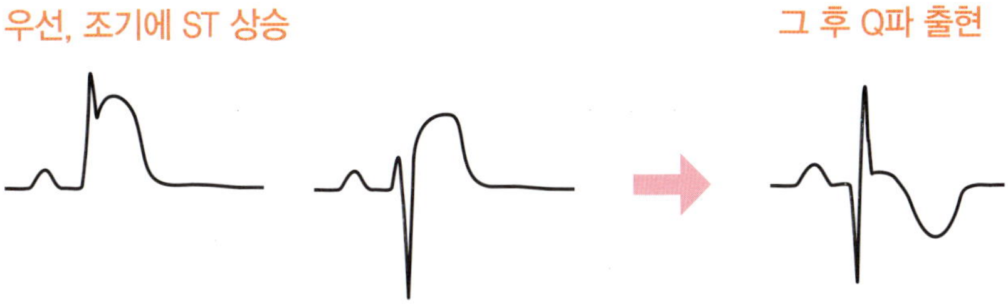

심근경색의 포인트 1 : 시간경과에 따른 변화

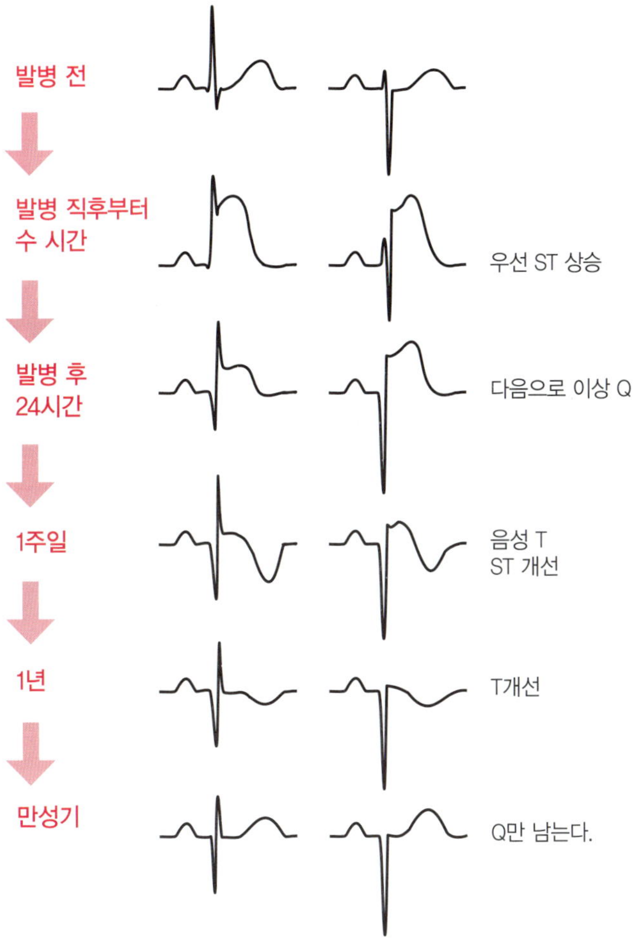

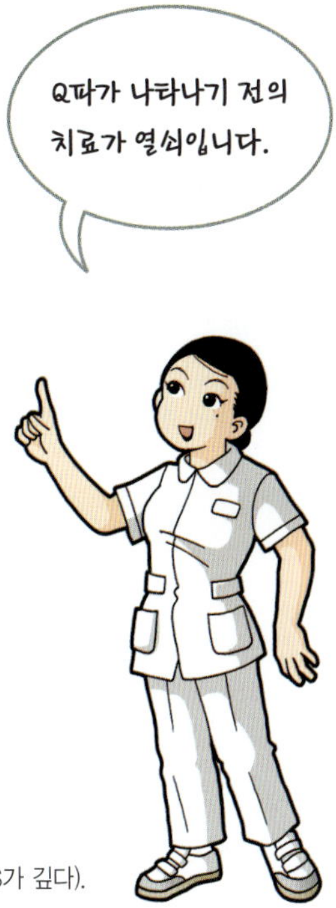

주) 좌우의 심전도는 2개의 전형적인 장소의 것을 나타낸 것(왼쪽 : R이 크다, 오른쪽 : S가 깊다).

4 심근경색의 심전도 읽기 ②

심근경색의 포인트 2 : 부위진단

심근경색myocardial infarction의 심전도 진단에서 포인트가 되는 것은 시간경과와 심실의 어디가 경색되어 있는지 진단하는 **부위진단**niveau diagnosis입니다.

전벽경색anterior myocardial infarction은 내림앞가지(전하행지) 폐쇄

우선, 왼내림앞가지(좌전하행지, left anterior descending branch)가 폐쇄된 경우를 볼까요? 내림앞가지(전하행지, anterior descending branch)는 해부에서 보았듯이 심장의 앞쪽을 주행하고 있기 때문에 앞벽(전벽, anterior wall)을 관류perfusion하고 있어요.

그러나 내림앞가지는 심실중격ventricular septum에서 왼심실 앞면~가쪽벽(측벽, lateral wall)까지 넓고 큰 부분을 관류하고 있기 때문에 내림앞가지의 어디에서 폐쇄가 일어났는지에 따라 손상을 받는 부위도 달라져요. 따라서 그 부위에 따라 다음과 같이 불리기도 합니다.

- 전벽중격경색anteroseptal myocardial infarction
- 전벽경색anterior myocardial infarction
- 전벽측벽경색anterior and lateral myocardial infarction

그러나 일반적으로는 이들을 한꺼번에 넓은 의미로 '전벽경색'이라고 하기 때문에 다음과 같이 기억합시다.

내림앞가지폐쇄(전하행지폐쇄, anterior descending branch obstruction)는 전벽경색

심전도에서는 그 부분에 해당되는 유도에서 ST 상승 ⇨ Q파가 나타나요.
단면도를 보면 심장의 주위를 둘러싸듯이 V_1~V_6의 전흉부anterior chest 유도가 있기 때문에 경색 부위에 따른 심전도 변화의 위치를 상상할 수 있을 것입니다. 중격 쪽이 손상을 받으면 V_1, V_2가 변화될 것이고 측벽 쪽이 손상을 받으면 V_5, V_6까지 변화가 미치겠지요. 하지만 우선은 V_2, V_3, V_4 주위를 중심으로 ST 상승이 있으면 전벽경색으로 기억해 둡시다.

내림앞가지의 폐쇄 ⇨ 전벽경색 ⇨ V_2, V_3, V_4를 중심으로 ST 상승
전벽경색의 성립 ⇨ V_2, V_3, V_4를 중심으로 Q파 출현

심근경색의 포인트 2 : 부위진단niveau diagnosis

전벽경색(anterior myocardial)

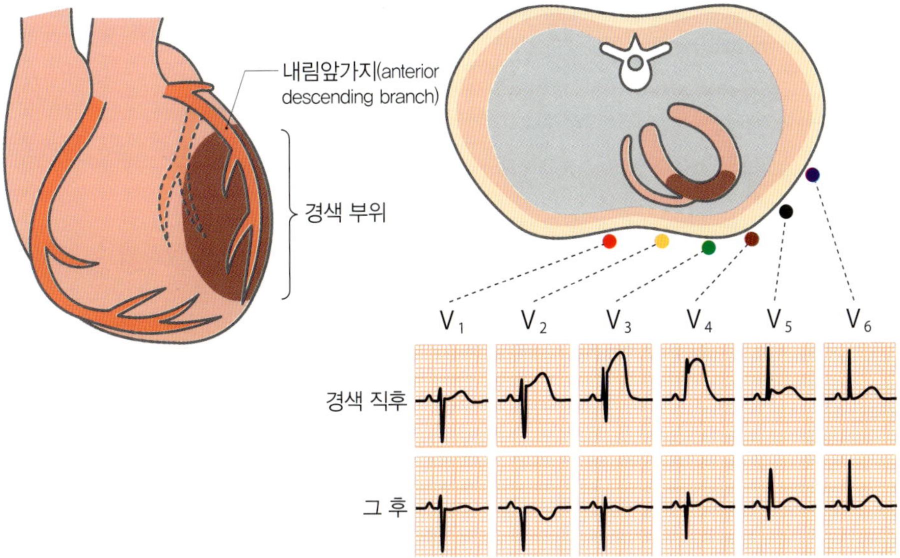

전벽경색 심전도의 포인트

V_2, V_3, V_4 부근

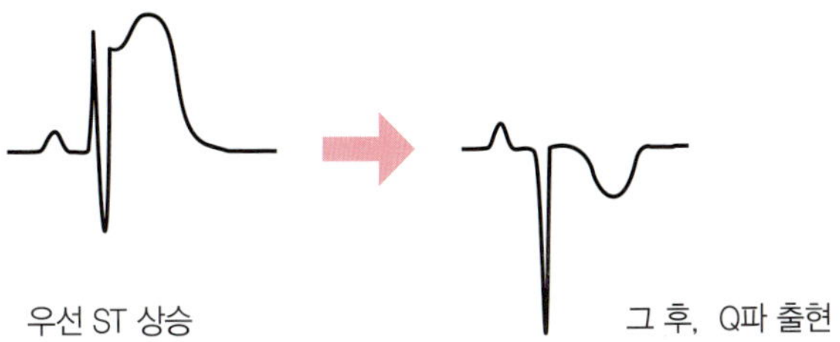

전벽경색의 부위(흉부 수평단면)

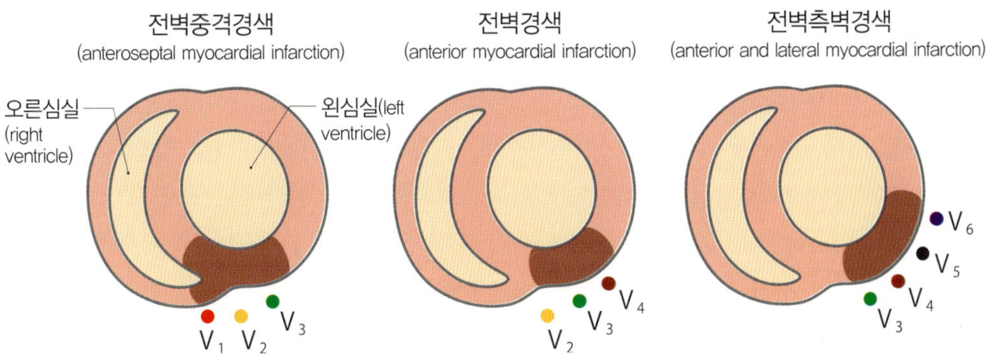

5 심근경색의 심전도 읽기 ③

하벽경색inferior myocardial infarction은 오른관상동맥 폐쇄

오른관상동맥right coronary artery이 폐쇄되면 심장의 아래쪽(하벽)이 경색됩니다. 이때의 심전도에서는 어디에 변화가 나타날까요?

혹시 해부에서 공부한 'II, III, aVF'인가요?

잘 기억하고 있네요. 심장을 앞에서 본 그림에서는 심장의 아래쪽이 손상되어 있어요. 심전도 유도가 가리키는 방향을 생각하면 됩니다. 발병 초기의 심전도에서는 ST가 상승하기 때문입니다.

> 오른관상동맥 폐쇄 ⇨ 하벽경색 ⇨ II, III, aVF에서 ST 상승

이때 하벽의 반대쪽, 즉 위쪽이나 앞쪽에서는 반대의 심전도가 되기 때문에 aVR, aVL, V_1~V_4 등에서는 ST가 저하되어 있는 경우도 있어요.
그러나 주목해야 할 것은 ST의 상승이기 때문에 틀리지 않도록 합시다. 심전도의 시간경과에 의한 변화는 같아서 점차 Q가 중심이 됩니다.

> 하벽경색의 성립 ⇨ II, III, aVF에서 Q파 출현

ST 상승의 구조는?

ST 상승이 중요하다는 것은 이해했는데요, 본래 ST는 어떻게 상승하는 거죠?

심근경색myocardial infarction에서는 심실벽 전층이 손상을 당하는 경우가 많습니다. 이때 손상 부위에서 정상 부분으로 손상전류injury current라는 약한 전기가 지속적으로 흐르는데, 이것은 손상된 부위에 해당하는 전극에서 보면 회피하는 방향, 즉 하향입니다. 지속적인 하향이라는 것은 심전도의 기선base line 자체가 내려가는 것이 되어 ST 부분은 반대로 상승하게 되는 것입니다.

아, ST의 상승이 아니라 기선의 저하로군요.

하벽경색inferior myocardial infarction

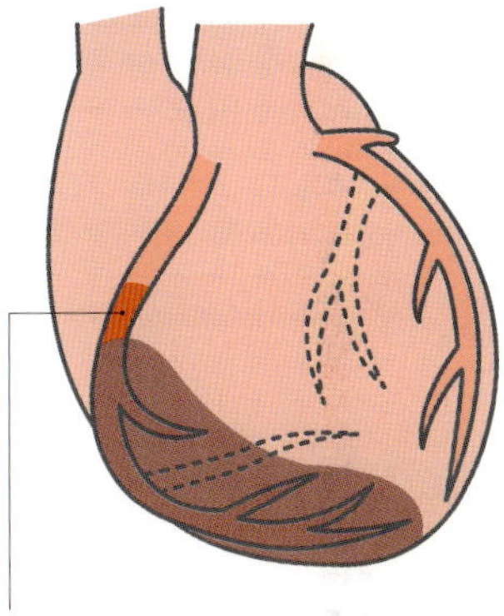

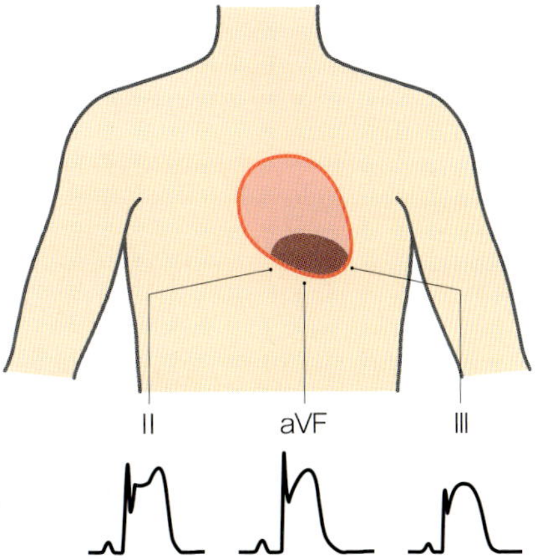

하벽경색 심전도의 포인트

II, III, aVF에서

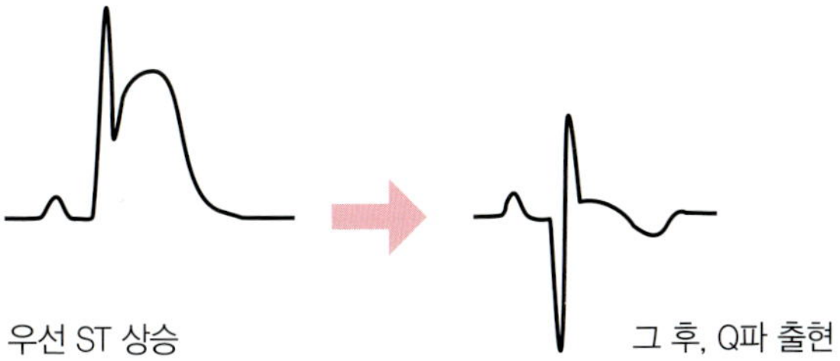

심근경색myocardial infarction : ST 상승의 구조

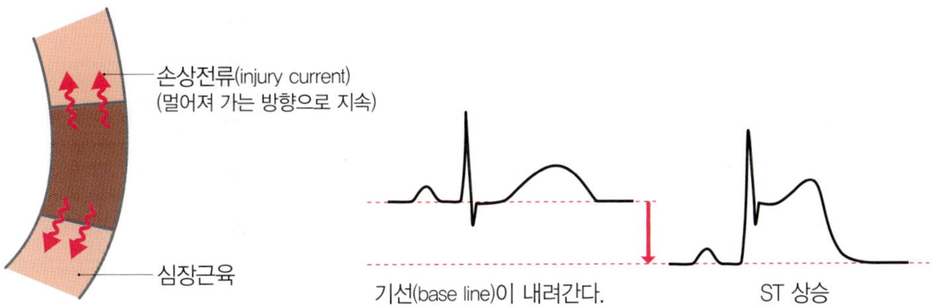

6 심근경색의 심전도 읽기 ④

고위측벽경색high interal myocardial infarction은 어렵다

그런데 남은 **왼관상동맥 휘돌이가지**(**회선지,** circumflex branch)**의 폐쇄**는 어떻게 되는 거죠?

실은 이것이 가장 어렵습니다. 일반적으로는 휘돌이가지의 폐쇄에서는 심장의 뒤쪽에 가까운 왼측벽이 손상을 받는데, 이것을 **고위측벽경색**이라고 하며, 이곳이 심전도의 급소입니다. 단면도를 보면 흉부유도chest lead가 미치지 않는 곳에 경색 부분이 있지요. 그래서 12유도에서는 확실한 **ST의 상승**이나 **Q파가 발견되지 않는** 것입니다.

그럼, 진단하기 어렵겠네요.

그렇지요. V_1, V_2 부근의 ST 저하를 주의깊게 보면 알 수 있다고 하지만 의사도 심전도만으로 진단하는 것은 무리입니다. 결국 **증상이나 혈액검사**blood test, **심장초음파**echocardiography 등을 **종합적으로 판단**해서 긴급 카테터catheter를 시행할 것인지의 여부를 결정하는 것입니다.

> 휘돌이가지(회선지) ⇨ 고위측벽경색 ⇨ 심전도에서의 진단이 어렵다.

심전도에서는 진단이 어려운 심근경색myocardial infarction이 있다는 것도 알아두는 것이 좋습니다. 또 휘돌이가지의 경우는 폐쇄의 크기나 범위가 다양한 경우가 있기 때문에 아래쪽까지 뻗어 있는 가지가 막히면 II, III, aVF에서 전형적인 하벽경색의 상을 나타내는 경우도 있기 때문에 주의가 필요합니다.
또한 왼관상동맥left coronary artery의 근원이 폐쇄되어 내림앞가지(전하행지, anterior descending branch)와 휘돌이가지의 양쪽이 손상을 받았을 때(왼관상동맥 주간부 폐쇄)는 대개 쇼크shock상태로 심전도도 여러 가지이므로 이해하기 어렵습니다.

역시 어렵군요.

그러나 가슴통증chest pain이 지속되는 환자의 ST 상승만은 놓치지 말아야 합니다.

> 급성 심근경색acute myocardial infarction은 ST 상승

고위측벽경색high interal myocardial infarction

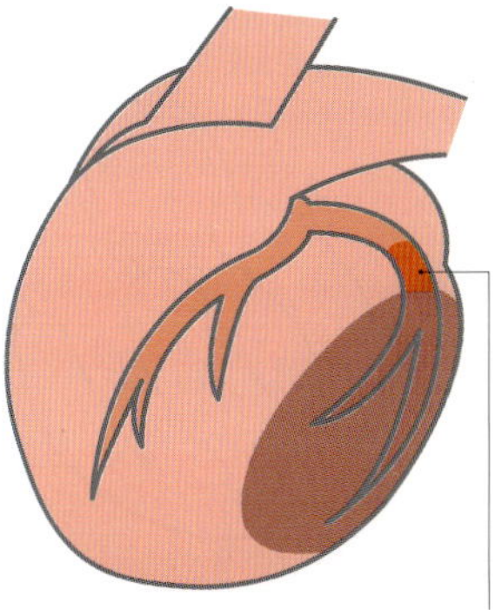

심장의 뒤쪽 휘돌이가지(회선지, circumflex branch)의 폐쇄

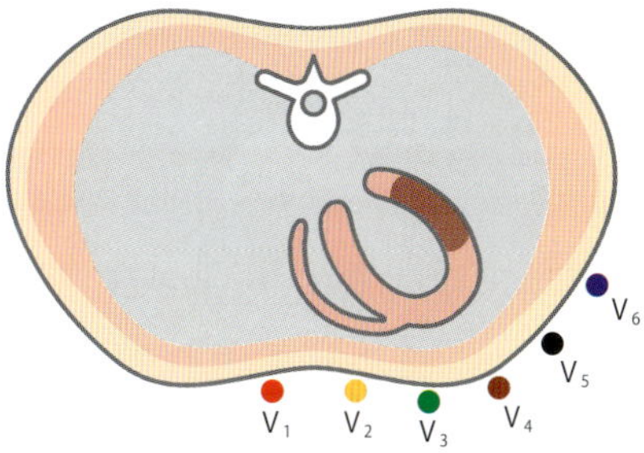

고위측벽경색의 심전도 진단은 어렵다.

요점 확인

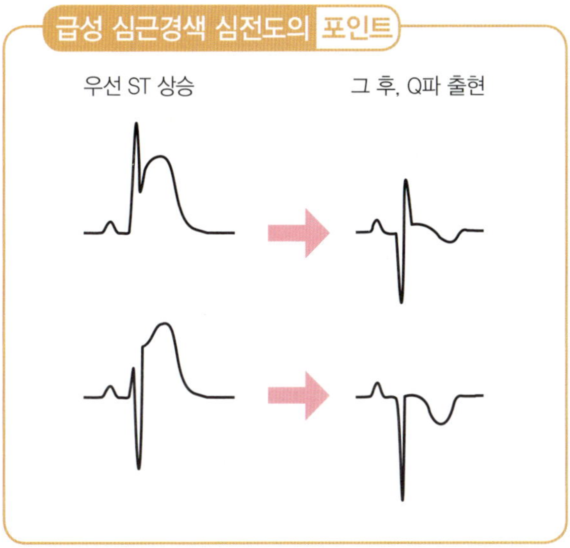

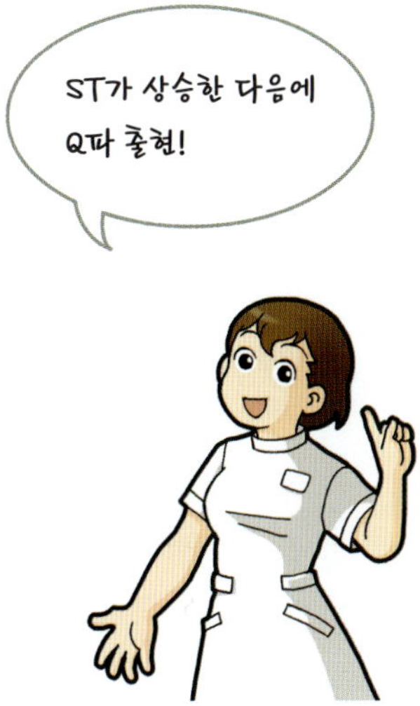

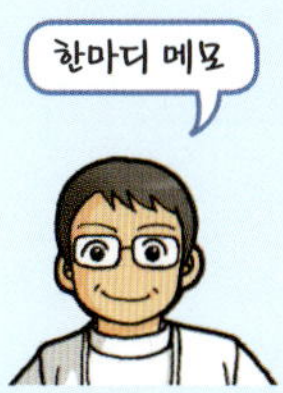

심근경색myocardial infarction은 부정맥arrhythmia에도 주의

급성 심근경색일 때에는 여러 가지 부정맥이 나타난다. 심실성 주기외수축(기외수축, ventricular extrasystole)에서 시작하여 심실잔떨림(심실세동, ventricular fibrillation)이 되는 경우도 있다. 부정맥 환자를 보면 심근경색도 생각해야 하고, 심근경색 환자에서는 늘 부정맥의 발생에 주의를 기울여야 한다.

7 협심증은 ST 저하?

그러면 협심증angina pectoris을 가진 환자의 심전도는 어떻게 되어 있을까요?

정답은 '변화 없음'입니다.

예? 정상과 동일한가요?

그렇지요. 협심증 환자에서는 음성 T(하향 T)가 나타나는 경우도 있지만 일반적으로 **비발작 시에는 정상 심전도**를 나타내는 경우가 많습니다.
협심증angina pectoris이 심근경색myocardial infarction과 가장 다른 점은 '본래의 상태로 돌아간다'는 것이었지요. 그래서 안정 시, 비발작 시의 심전도만을 보고 협심증을 진단하는 것은 매우 어렵습니다.
그러나 발작 시에는 독특한 심전도를 나타냅니다.

> 협심증 : 발작 시에는 ST 저하

심근경색과 반대이군요. 왜 그렇지요?

이것도 조금 어려운데, 협심증일 때에는 심실벽의 전층이 아니라 약한 **내막측만이 손상**을 받아요. 그러면 심근경색과 마찬가지로 손상 부분을 회피해가는 손상전류injury current는 바깥쪽을 향하게 되겠지요. 즉, 손상부분에 가까운 유도에서는 지속적으로 약한 전류가 다가오게 됩니다.

알겠어요. 그러면 지속적인 상향파이기 때문에 기선base line이 올라가고 ST가 내려간 것 같이 되는 거지요. 역시 심근경색의 반대네요.

불안정 협심증unstable angina

주의해야 하는 것은 몸을 거의 움직이지 않아도 가슴통증chest pain 발작이 자주 반복되는 경우인데, 이것을 **불안정협심증**unstable angina이라고 합니다. 심전도에서는 발작 시에 ST가 내려가는 경우가 많은데 그 변동이 일정하지 않고 불안정해요. 혈전이 관여하고 있는 경우가 많기 때문에 **심근경색으로 이행**되는 경우도 있어, 특별히 신중하게 다루어야 합니다.

협심증angina pectoris의 심전도

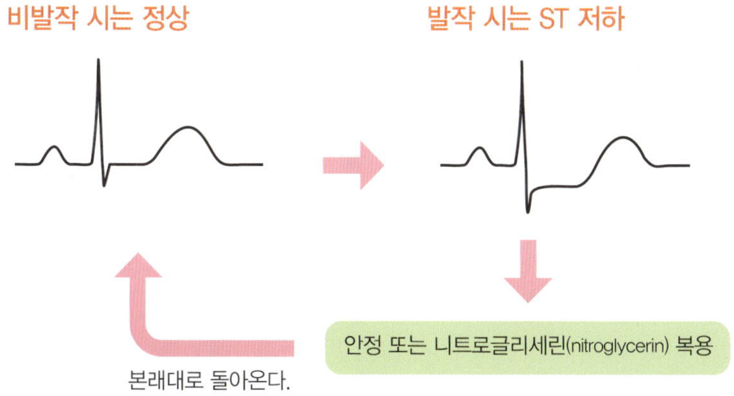

협심증의 심전도 : ST 저하의 구조

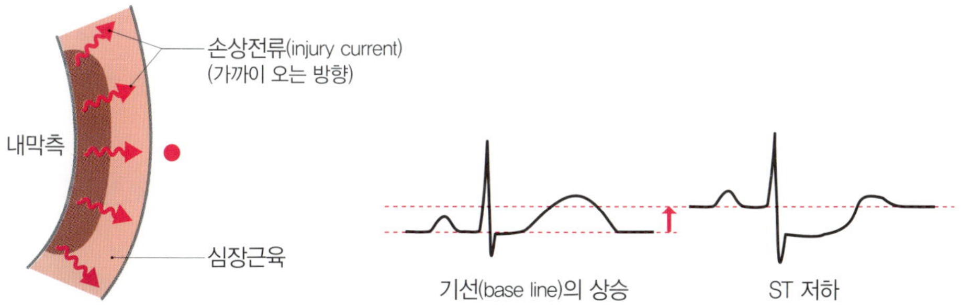

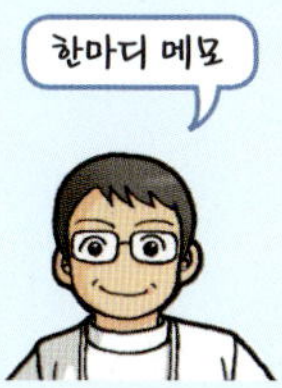

급성 관상동맥증후군(acute coronary syndromes; ACS)

관상동맥의 안쪽에 혹 모양의 돌출물이 생겼다가 파괴되는 것(플라크의 파열)과 혈전thrombus의 형성에 의해 갑자기 가슴통증chest pain을 일으키는 상태를 통틀어 ACS라고 한다.

이 중에는 ST 상승형의 심근경색과 함께 ST 비상승형의 심근경색이나 불안정협심증unstable angina도 포함된다. 모두 신속한 대응이 필요하다.

8 협심증은 어떻게 발견하는가?

발작 시에는 심전도가 잘 찍히지 않을 수도 있어요.

그렇지요. 그 때문에 여러 가지 작전이 있는데, **부하심전도**exercise electrocardiogram가 하나의 방법입니다. 운동부하를 걸어서 심장이 열심히 움직이게 하면 혈류의 부족을 확실히 알 수 있지요. 특히 운동협심증effort angina일 때에는 효과가 있습니다.

대표적인 운동부하 방법에는 발판을 올라갔다 내려갔다 하는 **마스터 시험**이 있는데 최근에는 스포츠센터의 워킹머신과 같은 **트레드밀**treadmill이나 사이클머신 같은 **자전거 에르고미터**ergometer를 사용하는 경우가 많지요. 어느 경우든 12유도와 혈압을 측정하면서 서서히 운동부하를 강하게 하여 증상의 출현과 심전도 변화를 확인하는 것입니다. 이때에도 ST의 저하에 주목해야 하는데, 특히 수평형(H형), 또는 하행형(S형)의 ST가 나타났을 때에는 심장근육의 혈류저하를 강하게 의심해야 합니다.

> 협심증angina pectoris의 진단 : 운동부하에서 ST 저하

이 외에 24시간 심전도를 기록하는 **홀터 심전도**Holter's monitoring system(p.160 참고)가 효과적인 경우도 있어요. **관상동맥연축성 협심증**이라고 불리는 관상동맥coronary artery이 연축으로 좁아지는 유형에서는 아침 발작이 많기 때문에 진단에 도움이 됩니다.

부위진단은?

협심증에서도 심근경색myocardial infarction과 마찬가지로 ST가 변화하는 부위에서 관상동맥의 협착부위를 추측할 수 있나요?

이론적으로는 맞지만 실제로는 어렵습니다. 측부혈행collateral circulation 등으로 혈류를 보충하기 때문에 심전도상에서는 확실하지 않고, 결국 혈액부족에 약한 II, III, aVF와 V_5, V_6가 모두 내려가는 경우가 많아요. 협심증의 부위진단niveau diagnosis에는 심전도보다 **부하 후의 신티그램**(섬광도, scintigram)이 효과적입니다.

> 협심증의 심전도 : 부위진단은 어렵다.

부하심전도exercise electrocardiogram

트레드밀(treadmill)	자전거 에르고미터(ergometer)
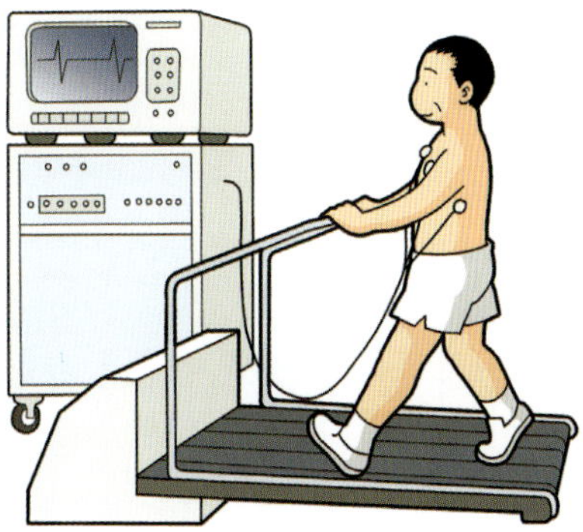	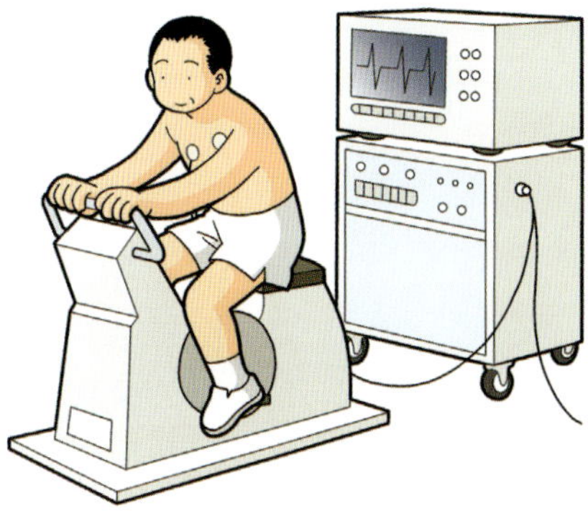

ST 저하의 유형

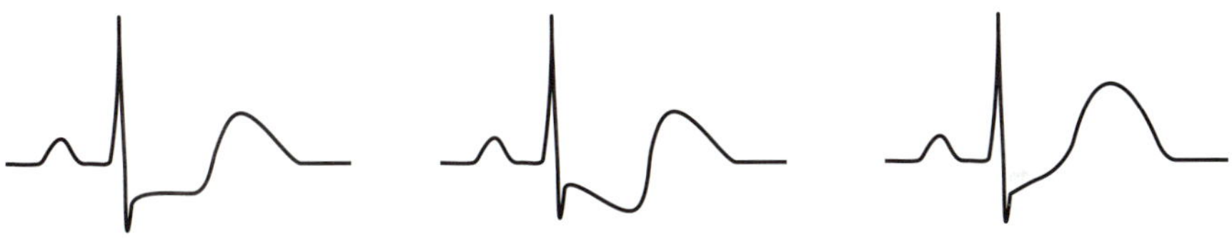

수평형(H형)　　하행형(S형)　　하행형(접합형)(J형)

부하시험(stress test) 양성　　(정상에서도 빠른맥일 때 나타나기 쉽다)

부하시험 양성의 심전도 기준

① 0.5~1mm 이상의 ST 저하(특히 H형, S형)
② T의 음성화
③ 부정맥의 다발, 차단(block)의 출현 등

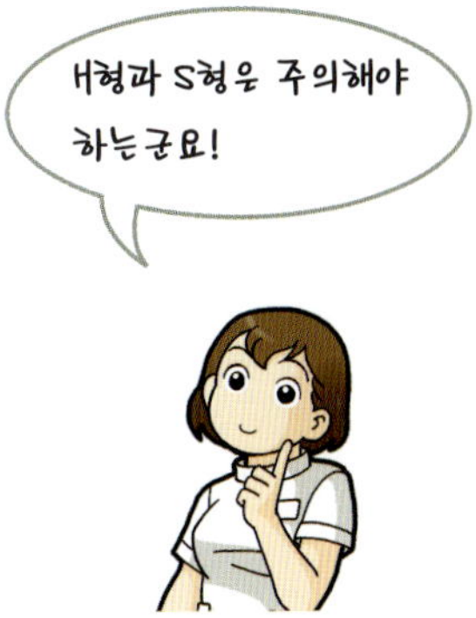

9 이형협심증 : ST가 상승하는 협심증

특수한 협심증angina pectoris으로는 이형협심증variant angina이 있습니다. 이것은 특히 관상동맥coronary artery의 연축(오그라드는 것, spasm)이 고도로 일어나 혈류가 흐르지 않을 정도가 되는 질환입니다. 따라서 심실근육의 전층이 일시적으로 손상되어 ST가 상승합니다.

그러면 심근경색myocardial infarction과 같은 것 아닌가요?

그렇지요. 하지만 결정적으로 다른 것은 시간이 경과하거나 니트로글리세린nitroglycerine을 혀밑에 투여해서 관상동맥이 이완되면 **본래의 상태로 회복되는 것**입니다. 불가역적 손상이 심근경색이고 가역적(본래의 상태로 회복되는 것)인 것이 협심증이지요.

> 이형협심증variant angina : 발작 시 ST 상승 ⇨ 하지만 본래의 상태로 회복된다.

그래도 심근경색과 혼동이 되네요.

ST가 상승하면 우선은 심근경색을 의심해도 문제는 없습니다. 물론 니트로글리세린을 사용해 보아도 좋지만 증상과 심전도 경과를 신중하게 판단할 필요가 있기 때문에 **가슴통증chest pain이 나타나도 ST가 상승하고 있다면 의사에게 연락**하는 것이 좋습니다.

그 다음에 심전도가 정상으로 돌아오면 화내지 않을까요?

전혀 그렇지 않아요.

허혈성 심질환ischemic heart disease은 증상 관찰이 중요

심근경색이든 협심증이든 환자의 증상을 확실하게 파악해서 심전도와 맞추어 보는 것이 중요합니다. 언제부터? 어떠한 증상이? 가슴통증의 특징은? 빈도는? 동기는? 안정 시? 운동 시? 증상의 지속시간은? 니트로글리세린이 바로 효과가 있었는가?

간호사에게서 듣는 정보는 의사에게 매우 중요합니다.

이형협심증variant angina

일시적인 연축(spasm)이 원인

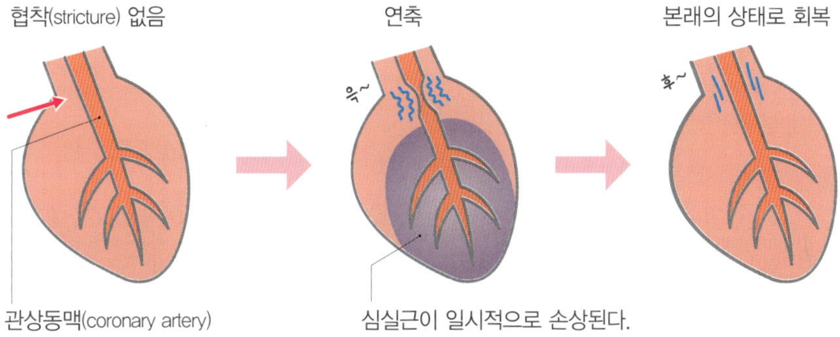

이형협심증 심전도의 포인트

발작 시 ST 상승

하지만 본래의 상태로 회복된다.

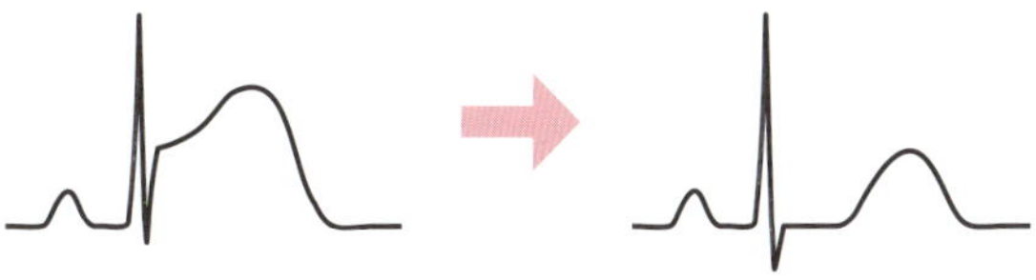

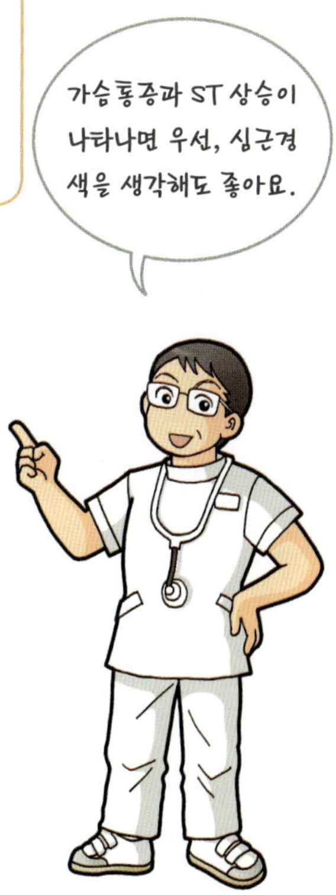

이형협심증 진단의 포인트

① 운동과 관계가 없다.
② 아침에 일어나는 경우가 많다.
③ 심근경색과 감별한다.
④ 니트로글리세린이 효과적이다.

10 심막염에서도 ST가 상승!

허혈성 심질환ischemic heart disease은 아니지만 ST가 상승하는 상태로서 심막염pericarditis을 살펴봅시다.
심막염은 심장외막epicardium에 염증이 발생한 상태로 심낭액pericardial fluid이 정체하는 경우도 있습니다. 이때 심장외막과 심장근육의 바깥쪽이 손상을 입는 경우가 많은데 이때 ST가 상승합니다.

협심증angina pectoris은 속막(내막) 쪽이 손상을 당해 ST가 내려갔기 때문에 바깥막(외막) 쪽이 손상을 당하는 심막염에서는 반대로 ST가 올라간다고 생각해도 좋겠네요. 하지만 ST가 올라가면 또 심근경색myocardial infarction과의 구별이 힘들어지겠네요.

심막염의 경우, 발열이나 염증증상 등의 임상소견도 심근경색과는 다르지만 심전도의 포인트는 aVR을 제외한 광범위한 유도에서 ST 상승이 나타난다는 점에 있습니다. 심장 전체가 심근경색이 되는 경우는 거의 없지요. 또 ST 상승의 정도도 약간 작고 아래로 볼록한 경우가 많습니다.

> 심막염pericarditis : 광범한 유도에서 ST 상승이 나타난다(아래로 볼록).

심근염myocarditis은 심전도로 판단하기 어렵다

심근염의 경우 심전도에서는 어떻게 나타나지요?

심장근육 자체가 염증성 변화를 받는 심근염은 인플루엔자influenza 등의 바이러스나 세균, 알레르기allergy, 중독 등으로도 발생하기 때문에 꼭 기억해야 하는 질환이지만 특징적인 심전도 소견이 없어 심전도만으로 진단하기는 어려워요. 오히려 난치성의 다양한 부정맥arrhythmia이 나타나는 경우가 많기 때문에 그것을 주의해야 합니다.

> 심근염myocarditis : 특징적인 심전도 변화가 없으며 부정맥에 주의한다.

심막염pericarditis

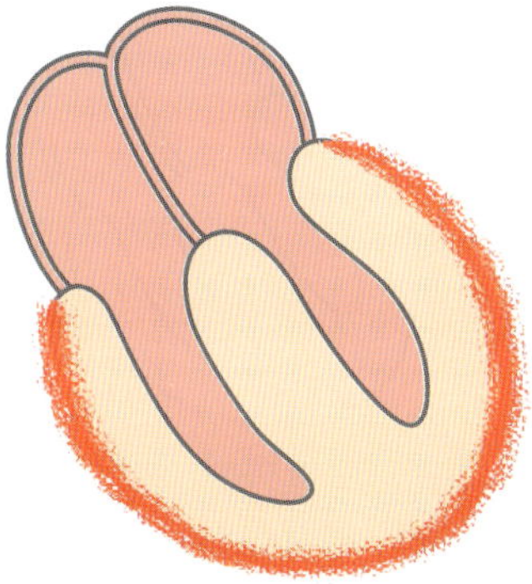

심장의 바깥쪽이 손상을 입는다.
(전체적 염증)

↓

심막염(pericarditis)

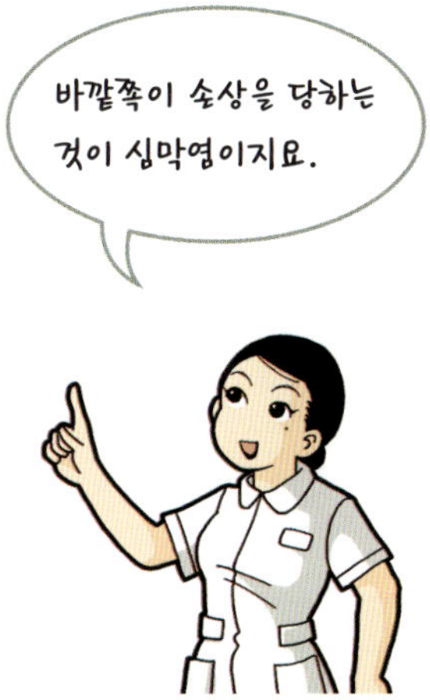

심막염 심전도의 포인트

광범위한 유도에서 ST 상승

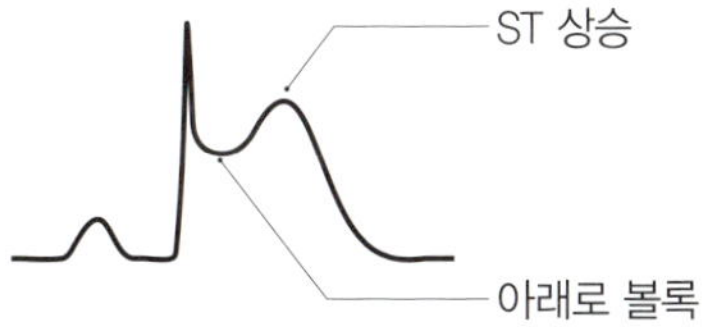

aVR 이외의 대부분의 유도에서 이렇게 된다.

심막염의 원인

- 바이러스성, 세균성
- 결핵성
- 악성 종양
- 심장수술 후 등

심근염myocarditis

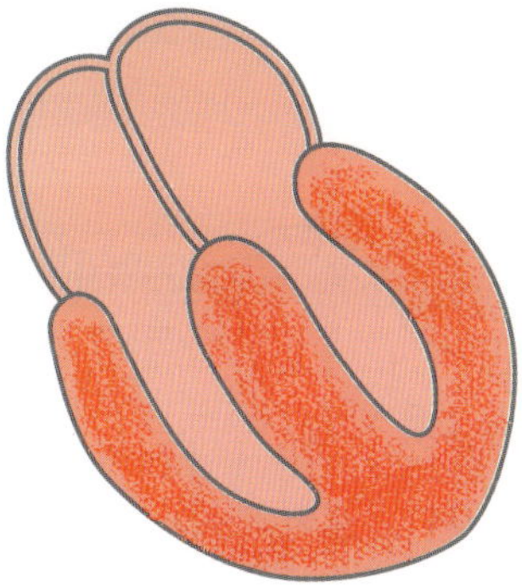

특징적인 심전도 변화는 없다.
⇨ 부정맥(arrhythmia) · 전도장애(conduction defect) 등에 주의

심근염의 원인

- 세균 감염, 바이러스 감염, 리케차(Rickettsia) 감염 등
- 알레르기(allergy), 류마티스(rheumatism), 결합조직(connective tissue)질환, 사르코이드증(sarcoidosis), 중독(intoxication) 등

1 정상 맥이란?

부정맥arrhythmia

지금부터 부정맥에 관한 공부를 시작하겠는데 먼저, 정상적인 맥은 어떠한 것인지 알아두어야 합니다. 정상 맥은 다음과 같은 조건이 필요합니다.

+ 정상 맥이란?

① P-QRS-T의 패턴이 동일한 형태로 배열된다.

② 그 간격이 대체로 일정하고 규칙적이다.

③ 심박수heart rate는 1분에 60～100회(너무 빠르지도 너무 느리지도 않다)

정상 맥일 때에는 굴심방결절(동결절, sinus node)에서 나온 규칙적인 리듬이 원활하게 심장 전체에 전해지고 있다는 것입니다.

이와 같이 굴심방결절이 심장 전체의 리듬을 지배하고 있을 때 이것을 굴리듬(동리듬, sinus rhythm)이라고 한다는 것은 앞에서 공부했지요(p.44 참고).

+ 정상의 심장리듬[굴리듬(동리듬, sinus rhythm)]

① 굴심방결절(동결절, sinus node)

⇩

② 방실결절atrioventricular node

⇩

③ 히스다발His bundle

⇩

④ 좌각 · 우각left bundle branch · right bundle branch

⇩

⑤ 푸르킨예 섬유Purkinje fiber

그럼, 굴리듬(동리듬, sinus rhythm) = 정상이라는 것인가요?

음~, 그렇다고는 할 수 없지요. 정상 = 굴리듬sinus rhythm이지만 굴리듬이라도 맥이 너무 빠르거나 너무 느릴 때에는 정상이라고는 할 수 없습니다. 일반적으로 매분 60회 이하일 때에는 굴느린맥(동성서맥, sinus bradycardia), 100회/분 이상에서는 굴빠른맥(동성빈맥, sinus tachycardia)이라 하여 일단 주의해야 합니다.

저는 선생님 앞에서는 긴장되어 맥이 120회/분 정도 되는데…….

정상 맥이란?

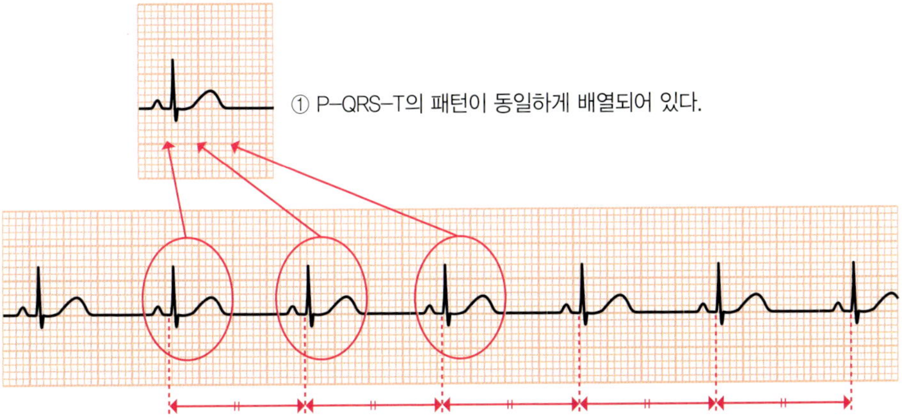

① P–QRS–T의 패턴이 동일하게 배열되어 있다.

② 간격이 거의 일정하다.

③ 심박수는 1분간에 60~100이다.

굴리듬(동리듬, sinus rhythm)

굴심방결절(동결절, sinus node)

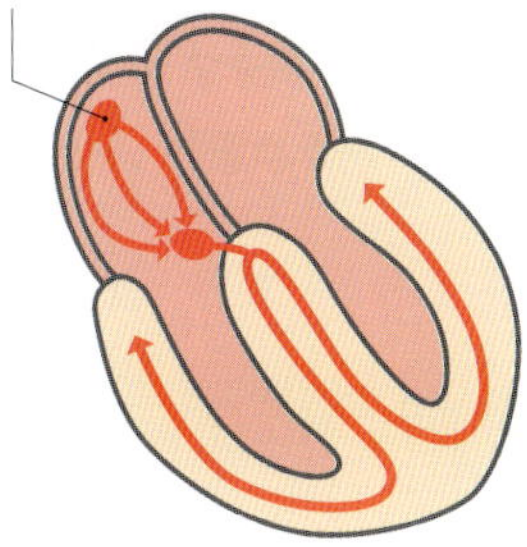

굴심방결절이 일정한 리듬을 내고 그것이 심장 전체에 전해지고 있는 상태

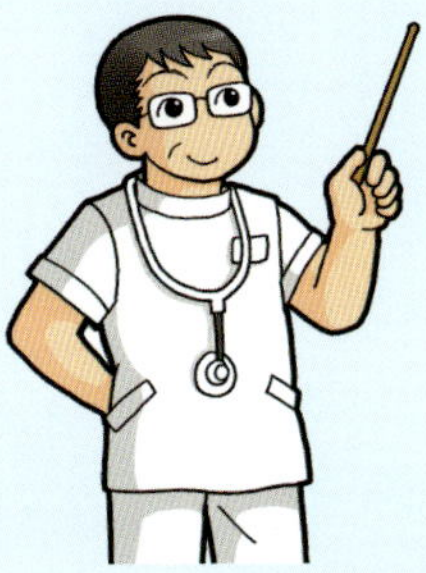

호흡성 부정맥respiratory arrhythmia

정상의 굴리듬에서도 다소 리듬의 '흔들림'은 있다. 그중에서도 숨을 들이마실 때 맥의 간격이 짧아지고 숨을 내쉴 때에 간격이 넓어지는 것을 호흡성 부정맥이라고 한다.

생리적인 것으로 걱정할 필요는 없지만 젊은 층에서 종종 현저하게 나타나는 경우가 있기 때문에 병적인 부정맥과 혼동하기 쉽다.

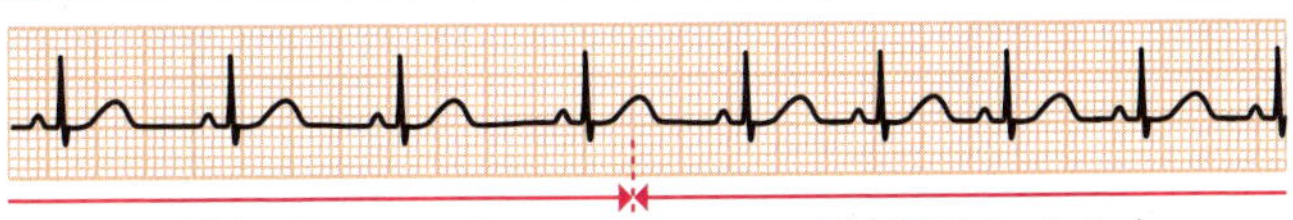

날숨(호기, expiration)　　들숨(흡기, inspiration)

2 굴빠른맥(동성빈맥)과 굴느린맥(동성서맥)

굴빠른맥(동성빈맥, sinus tachycardia)

누구라도 운동을 하거나 열이 있거나 긴장을 하면 맥이 빨라지는 것은 보통이지만 **안정 시에 100회/분 이상**일 때에는 환자를 다시 검사해야 합니다. 굴리듬(동리듬, sinus rhythm)에서 안정 시에 100회/분 이상이라면 **굴빠른맥**이라고 해도 좋습니다. 오른쪽(p.111)에 굴빠른맥의 원인이 되는 상태나 병을 열거해 놓았으니 참고하세요.

병적이라고 파악할 수 있는지의 여부는 경우에 따라 다르지요?

갑상샘기능항진증hyperthyroidism 등은 간과되기 쉬우니 주의가 필요해요. 그리고 복용하고 있는 약도 반드시 확인합시다.

굴느린맥(동성서맥, sinus bradycardia)

굴리듬sinus rhythm에서 맥박이 **60회/분 이하**인 경우, 이것을 **굴느린맥**이라고 합니다.

맥이 60회/분 이하인 사람은 꽤 많이 있어요.

사람에 따라서는 원래 심박수가 적은 경우나 **운동선수심장**athlete's heart도 있기 때문에 맥박이 50회/분 대인 사람은 결코 드물지 않아, 이것만으로는 이상이라고 할 수 없습니다. 그러나 맥이 느린 경우는 병적인 경우도 많기 때문에 늘 주의가 필요하지요. 원인이 될 만한 질환이나 복용약을 확인하는 것이 중요합니다.

맥박이 더 느려지면 현기증vertigo이나 비틀거림staggers, 나아가 권태감malaise이나 숨가쁨gasping 등이 나타나고 심부전cardiac failure의 원인이 되는 경우도 있기 때문에 주의를 기울여 환자를 관찰하기 바랍니다.

입원환자의 경우는 **모니터**를 부착시켜야 안심할 수 있어요.

그렇지요. **홀터 심전도**Holter's monitoring system를 실시하는 것이 좋아요. 고도의 느린맥인 경우는 다음에 설명하는 굴기능부전증후군(동기능부전증후군, sick sinus syndrome)에 포함되기 때문에 박동조율기pacemaker도 고려해야 합니다.

굴빠른맥(동성빈맥, sinus tachycardia)

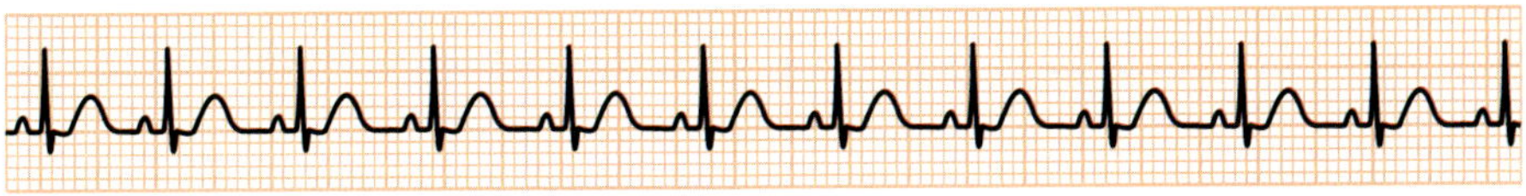

- P–QRS–T가 모두 있다
- 리듬(간격)이 일정
- 심박수는 100회/분 이상

} 굴리듬(sinus rhythm)

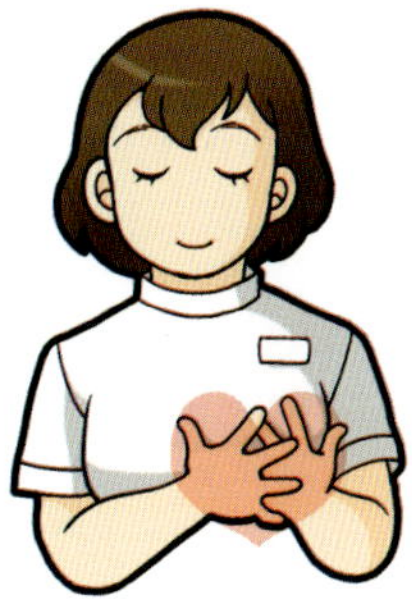

굴빠른맥의 원인

- 운동, 흥분, 통증
- 발열, 탈수, 감염, 심부전
- 갑상샘기능항진증
- 약물복용 등

굴느린맥(동성서맥, sinus bradycardia)

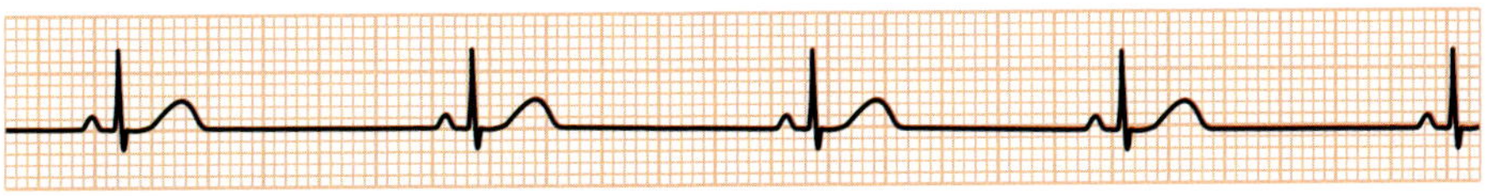

- P–QRS–T가 모두 있다
- 리듬(간격)은 일정하다
- 심박수는 60회/분 이하

} 굴리듬(sinus rhythm)

굴느린맥의 원인

- 운동선수심장(athlete's heart), 고령자
- 갑상샘기능저하증
- 굴기능부전증후군(동기능부전증후군, sick sinus syndrome)
- 약물의 작용 등

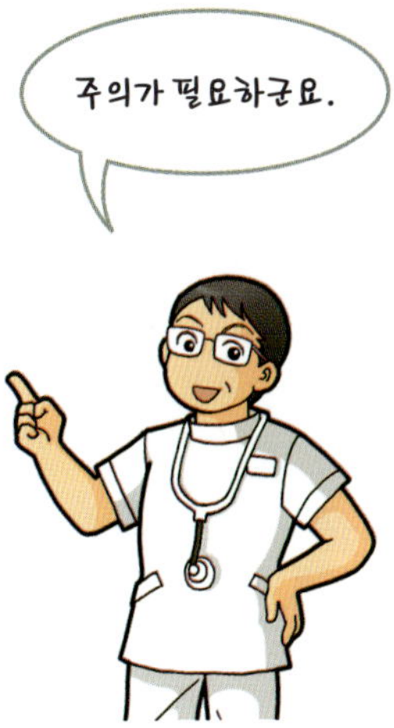

3 굴기능부전증후군(동기능부전증후군)

굴정지(동정지, sinus arrest)

오른쪽 그림과 같이 갑자기 굴심방결절(동결절, sinus node)이 느려져서 수 초 동안 맥이 뛰지 않는 경우가 있는데, 이것이 굴정지sinus arrest이며 매우 위험한 상태입니다. 실신발작syncopal attack을 일으키는 경우도 있어요.

굴심방차단(동방차단, sinoatrial block)

굴정지와 비슷한 것으로 굴심방차단이 있습니다. 굴심방결절에서 가장 먼저 심방atrium으로 가는 단계에서 연결되지 않으면 심방수축atrial contraction이 일어나지 않기 때문에 P에서 전부 빠져나가 버립니다. 이 경우 굴심방결절은 규칙적으로 움직이고 있기 때문에 그림과 같이 간격은 정상의 정배수가 되지요.

자극전도계conducting system는 심전도에 나타나지 않기 때문이네요.

굴기능부전증후군(동기능부전증후군, sick sinus syndrome)

이들 굴정지sinus arrest, 굴심방차단sinoatrial block 등과 중증의 굴느린맥이나 빠른맥과 느린맥을 반복하는 상태 등을 통틀어 굴기능부전증후군이라고 하며, 약자로 SSS(sick sinus syndrome)라고 합니다. 굴심방결절의 상태가 나쁜 것이 원인으로 굴심방결절(동방결절, sinus node)이 정확한 리듬을 내지 못하는 상태입니다.

그렇게 위험한 상태일 때에는 어떻게 하면 되나요?

우선은 박동조율기pacemaker 이식을 고려해 보아야 합니다.
긴급 시에는 일시적으로 체외박동조율기external pacemaker를 장착할 필요가 있는 경우도 있어요.

굴기능부전증후군(동기능부전증후군, sick sinus syndrome)

굴정지(동정지, sinus arrest)의 심전도

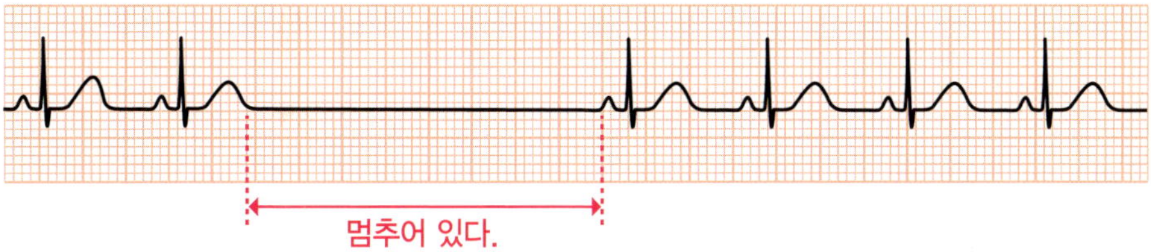

굴심방차단(동방차단, sinoatrial block)

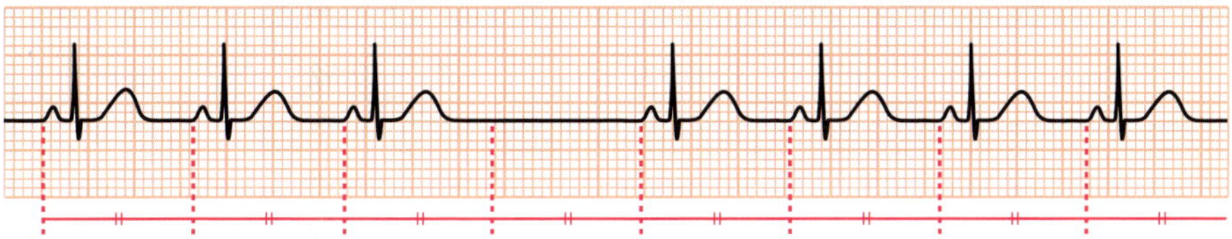

굴심방결절에서 심방으로 연결되지 않는다.

굴기능부전증후군(Sick sinus syndrome)

① 굴정지 · 굴심방차단
② 고도의 굴느린맥
③ 느린맥–빠른맥증후군

체외박동조율기의 장착

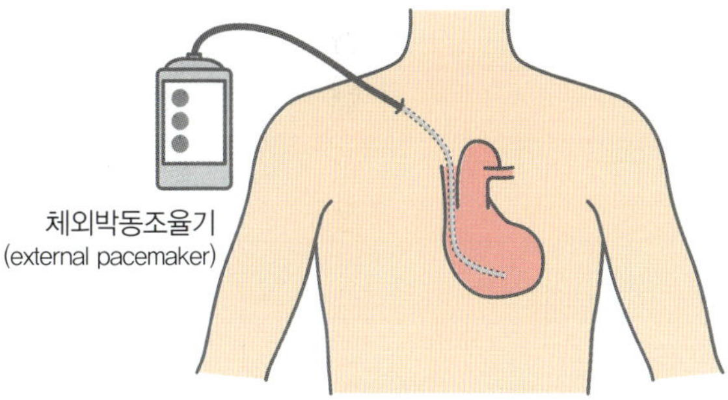

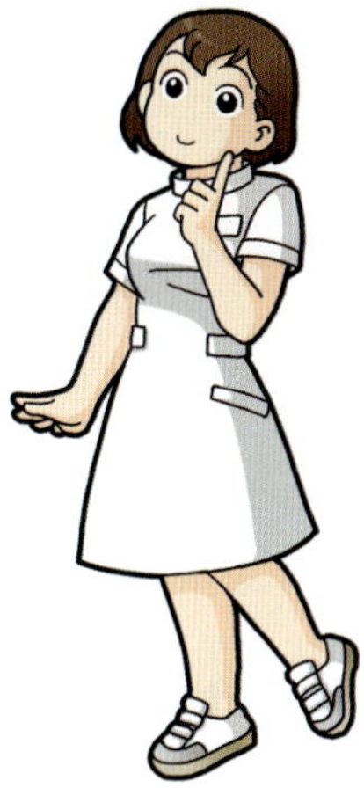

4 주기외수축(기외수축)이란?

기다리지 못하고 끼어드는 주기외수축extrasystole

다음은 주기외수축extrasystole에 대해서 공부할까요?
규칙적인 맥 사이에 끼어들 듯이 다른 맥이 혼입되어 리듬을 혼란시킬 때 이것을 **주기외수축**이라고 해요. 이때 잘 보면 규칙적인 다음 맥이 오기 전에 재빨리 다른 맥이 와 있는 것을 알 수 있어요. 즉, 심장의 어딘가에 매우 불안한 부분, 또는 자기 주장이 강한 부분이 있어 정상 리듬이 나타나는 것을 기다리지 못하고 자극을 일으켜 버리는 것입니다. 이 때문에 '**조기수축**premature systole'이라고도 하지요.

'맥박결손pulse deficit' 이란 무엇인가?

간호사는 맥을 잴 때 '맥박결손'이라는 표현을 자주 쓰는데, 맥이 탈락되어 없어진 것 같은 느낌일 때를 말하는 것으로 대부분은 이 주기외수축이 원인이 됩니다.

끼어들어가 있는데 왜 맥이 없어지는 거죠?

조기에 끼어들어가 있는 주기외수축일 때에는 심장에 혈액이 충분히 채워지지 않았거나 수축의 패턴도 정상과 달라지기 때문에 혈압이 잘 나타나지 않습니다. 그래서 맥으로서는 매우 약해 만져지지 않기 때문에 맥이 없어진 것 같은 느낌이 들지요.
심전도상의 심박수와 **촉진**palpation**상의 맥박수**를 실제로 비교하는 것은 환자를 보는 데 있어서 매우 중요한 일입니다.

주의하겠습니다.

> 한마디 메모
>
> **맥박결손**pulse deficit**이란?**
>
> 심장의 장애나 쇠약으로 인해 맥박이 불규칙하게 되거나 잠깐 동안 멈추는 증상을 말하며, '결손맥'이라고도 한다.

주기외수축(기외수축, extrasystole)

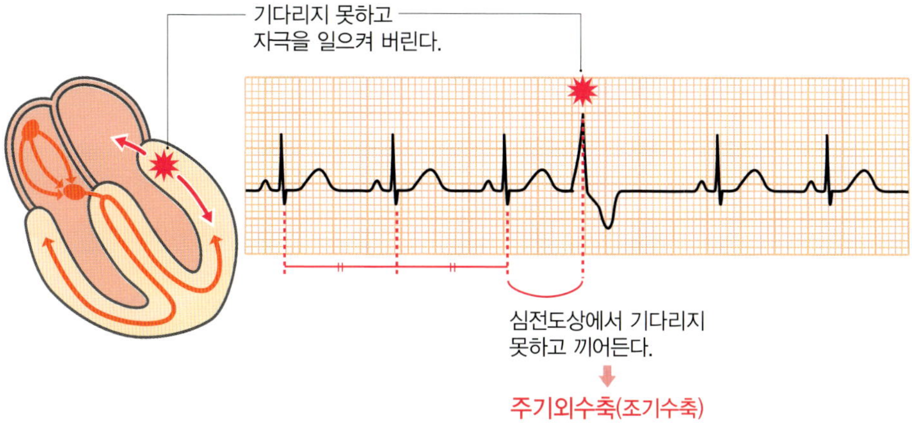

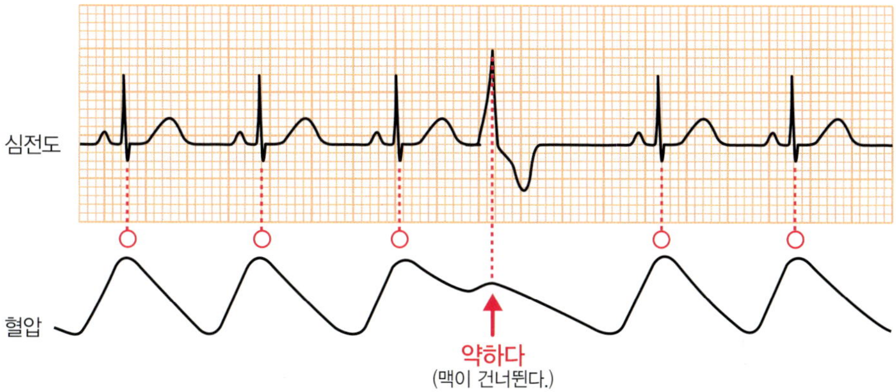

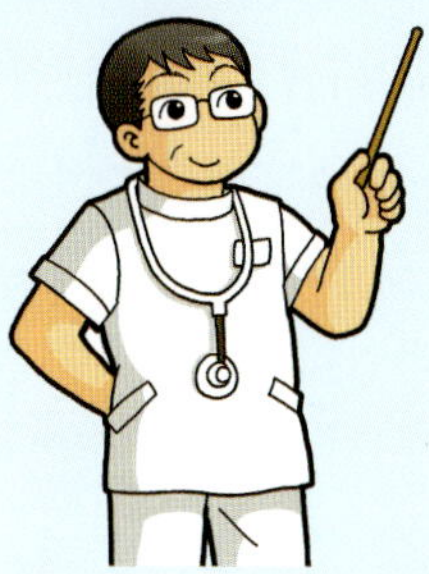

이탈박동(보충박동, escape beat)

아래 그림과 같이 다른 맥이 섞여 있을 때라도 규칙적인 맥보다 늦게 나타날 때에는 의미가 다르다. 굴정지sinus arrest나 굴심방차단sinoatrial block 등으로 다음 맥이 나타나지 않을 때에는 '심장이 멈추면 큰일'이라고 생각하여 아래의 전도계(방실접합부나 심실)가 좀 더 자동능automaticity을 발휘하여 조금 늦게라도 맥을 일으키는 경우가 있는데 이것을 이탈박동이라고 한다.

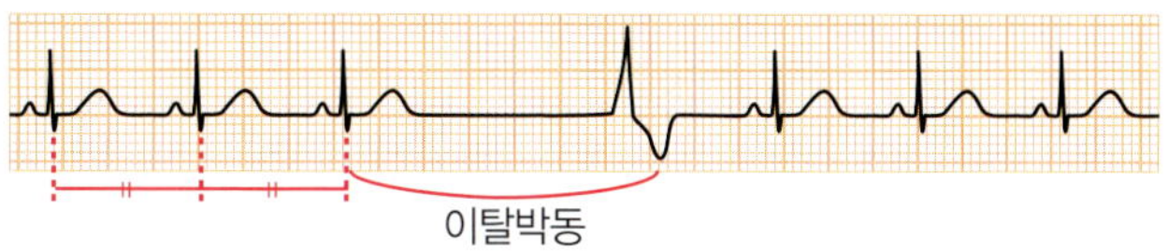

5 심실위 주기외수축(상심실성 기외수축)

심방 주기외수축atrial extrasystole

그림 1(p.117)을 보세요. 규칙적인 맥 속에서 한발 빨리 맥이 나타나 리듬을 혼란시키고 있어요. 그 맥은 P-QRS-T가 모두 갖추어져 있어 규칙적인 맥과 거의 동일한 형태이지요. 하지만 잘 보면 P형이 약간 다른데 이것이 심방 주기외수축입니다.

> **+ 심방 주기외수축**atrial extrasystole
> 거의 동일한 형태의 파형이 일찍 끼어든다.

심방 주기외수축은 나오는 곳이 심방atrium이기 때문에 심장 전체, 특히 심실ventricle의 수축 패턴은 정상과 거의 같습니다. 따라서 QRS도 정상으로 폭이 좁지요.

심방심실이음부(방실접합부) 주기외수축과 심실위 주기외수축

그런데 그림 2에서는 P가 확실하지 않고 QRS의 형태도 조금 다르다는 것을 알 수 있어요. 이것은 심방보다 약간 아래의 심방심실 이음부 부근에서 나온 부정맥arrhythmia으로, 이것을 심방심실이음부 주기외수축이라고 합니다.

> **+ 심방심실이음부 주기외수축**atrioventricular junctional premature beats
> P파가 없고 끼어드는 맥으로 QRS 폭이 좁고 날카롭다.

임상적으로는 조금 전의 심방 주기외수축과 함께 심실위 주기외수축(상심실성 기외수축)이라고 총칭하는 경우가 많은데, 이것은 심실수축ventricular systole이 정상에 가깝다고 하는 공통점이 있기 때문이지요. 그런데 심방 주기외수축과 심실 주기외수축이 동반된 경우에도 심방 주기외수축이라고 부르는 경우가 많아 혼동이 되지요. 하지만 공통되는 것은 QRS의 폭이 좁고 날카롭다는 점입니다.

> **+ 심실위 주기외수축(상심실성 주기외수축,** supraventricular extrasystole)
> QRS 폭이 좁고 날카로우며 끼어드는 맥

심방 주기외수축atrial extrasystole

그림 1

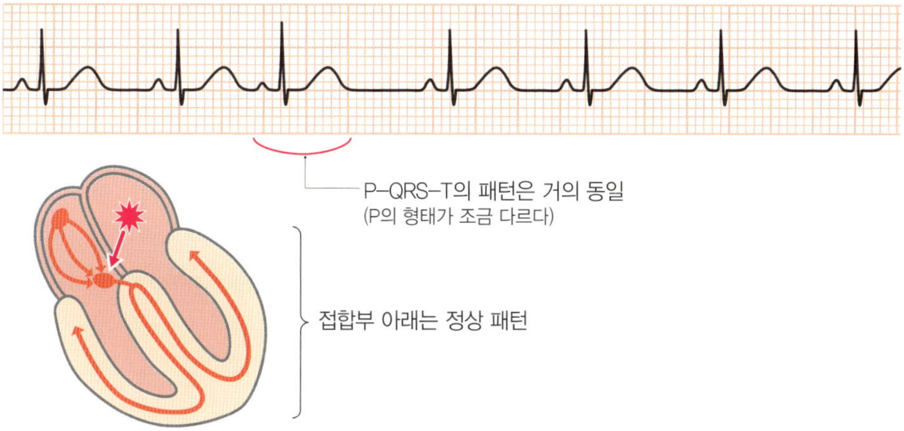

심방심실이음부 주기외수축atrioventricular junctional premature beats

그림 2

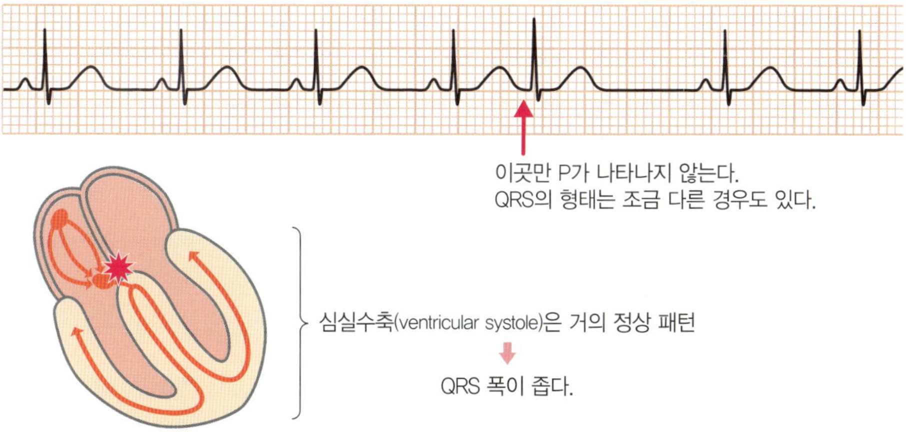

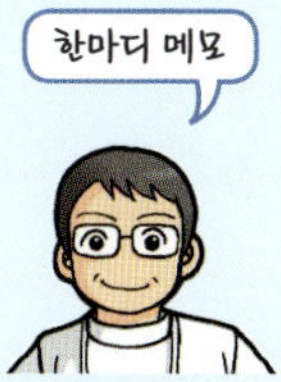

심실위 주기외수축의 포인트

- 심실위 주기외수축 = 심방성 + 심방심실이음부성
- QRS의 폭이 좁고 정상에 가까운 형태

6 심실 주기외수축은 이상한 형태

심방 주기외수축atrial extrasystole과는 달리 오른쪽 그림과 같이 폭이 넓은 비정상적 형태의 QRS가 일찍 끼어들었을 때는 심실 주기외수축이라고 합니다.

> **+ 심실 주기외수축ventricular extrasystole**
> 폭이 넓은 비정상적 QRS가 조기에 끼어든다.

이 심실 주기외수축은 각차단bundle branch block 때의 톱니 모양 QRS(p.84 참고)와 비슷하네요.

잘 보았군요. 심실 주기외수축은 심실ventricle의 일부에 기원이 있는 수축이기 때문에 정상 경로를 통한 원활한 수축이 아니어서 시간이 걸리기 때문에(폭이 넓고) 비정상적 형태가 되는 것입니다. 법칙 3(p.52 참고)이지요. 그래서 각차단과 비슷한 건 당연합니다.
이에 비해 심방 주기외수축은 심실에 관해서만 말한다면 정상 경로에 가까운 수축이 되기 때문에 원활하게 수축되어 시간도 걸리지 않으므로 폭이 좁은 QRS가 되는 것입니다.

폭이 좁은 것은 정상, 폭이 넓은 것은 비정상이라고 기억할게요.

한 가지만 더 기억해 둡시다.

> 폭이 넓은 비정상적인 QRS의 부정맥 : 심실 부정맥
> 폭이 좁은 정상에 가까운 QRS의 부정맥 : 심실위 부정맥

이것은 거의 모든 부정맥arrhythmia에 해당되며, 앞으로 나올 빠른맥 부정맥에서도 마찬가지입니다. 단, 심실내 변행전도와 같은 예외가 있는데, 이때에는 심실 부정맥과 구별하기가 매우 어려울지 모르겠네요. 여러분은 우선 폭이 넓은 QRS는 심실 부정맥이라고 기억해 두는 것이 좋아요.

심실 주기외수축ventricular extrasystole

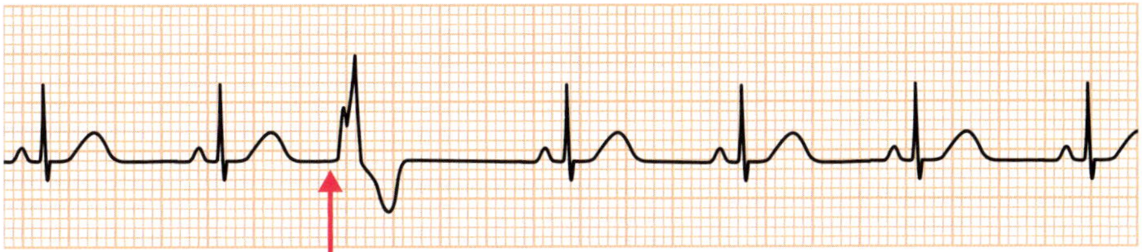

P는 나타나지 않는다.
QRS는 폭이 넓고 비정상적 형태이다.

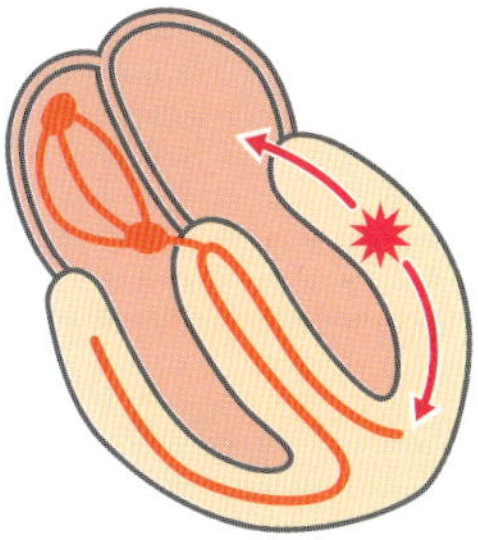

심실수축(ventricular systole)은
비정상적 패턴

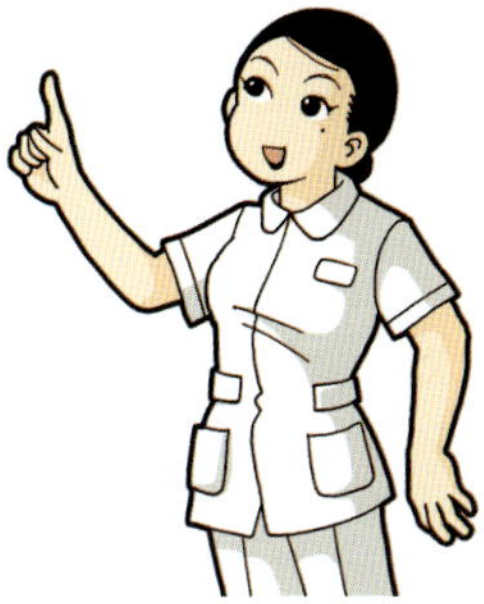

부정맥 심전도의 포인트

심실 부정맥

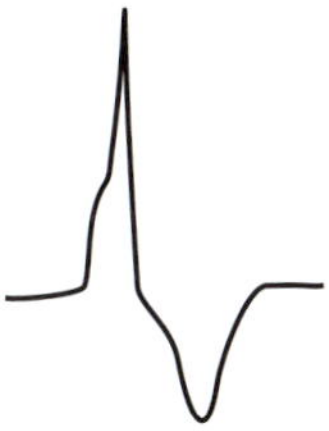

폭이 넓고
비정상적인 QRS

심실위(상심실) 부정맥

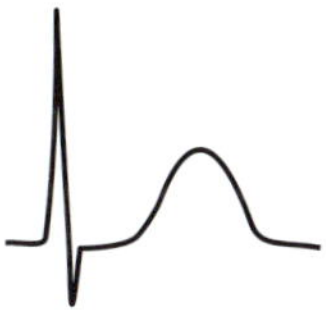

폭이 좁고
정상에 가까운 QRS

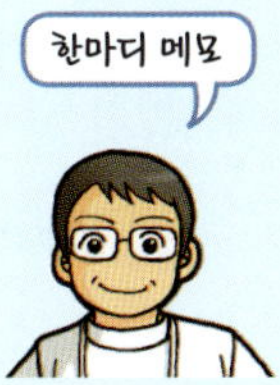

심실내 변행전도

심실위(상심실) 부정맥이 조기에 발생할 때, 심실 쪽의 준비가 충분히 이루어지지 않았기 때문에 심실 내에서의 원활한 자극전도stimulus conduction와 수축이 불가능한 경우가 있다. 이때에는 수축의 기점이 심실 위인데도 불구하고 QRS는 폭이 넓어져 심실 부정맥과 구분하기가 힘들어 진다.

7 심실 주기외수축의 여러 가지 패턴

연속맥running pulse과 이단맥bigeminum을 혼동하지 않도록!

심실 주기외수축ventricular extrasystole이 많이 발생하면 정상 파형과 심실 주기외수축이 1개씩 교대로 나타나는 경우가 있는데, 이것을 이단맥이라고 합니다. 정상 2개에 심실 주기외수축 1개인 삼단맥trigeminal pulse인 경우도 있어요.

이에 비해 심실 주기외수축이 2개 연속해서 나타나는 것을 연속맥이라고 하며, 3개가 연속해서 나타나면 삼연속이라고도 해요. 또 4개 이상인 경우에도 '~연속'이라고 해도 틀리지는 않지만 많이 계속되는 경우는 short-run 또는 run이라고 하는 경우가 많습니다.

임상적으로는 연속맥이나 run은 심실빠른맥ventricular tachycardia과 심실잔떨림(심실세동, ventricular fibrillation)으로 이행되는 경우도 있기 때문에 주의가 필요해요.

'연속맥'은 '이단맥'과는 위험성이 완전히 다르기 때문에 틀리지 않도록 주의하세요. 이들 표현은 심방 주기외수축에서도 사용할 수 있기 때문입니다.

위험한 심실 주기외수축의 패턴 : 다원성 심실 주기외수축과 R on T

그 외의 표현법으로는 심실 주기외수축의 형태와 발생원에 관한 것이 있어요. 많이 나타나는 심실 주기외수축이 전부 동일한 형태를 하고 있으면 그 발생원도 심실ventricle 속의 동일한 포인트라는 것을 추측할 수 있기 때문에 이것을 일원성 심실 주기외수축이라고 합니다. 2종류라면 이원성이지요.

만일 여러 가지 형태의 심실 주기외수축이 많이 나타나면 이것은 다원성이 됩니다. 심장의 여러 곳이 예민한 상태이기 때문에 심실잔떨림(심실세동) 등으로 이행하기 쉬운 위험한 상태입니다.

또 한 가지, 심실 주기외수축이 선행하는 맥의 T파에 올라탈 정도로 빨리 나타나는 것을 R on T라고 하는데, 이것도 심실빠른맥이나 심실잔떨림으로 이행하기 쉽기 때문에 주의해야 합니다.

연속맥과 short-run, 다원성, R on T가 위험한 패턴이네요.

심실 주기외수축의 패턴

이단맥

정상 맥과 심실 주기외수축이 1개마다 교대로 나타난다.

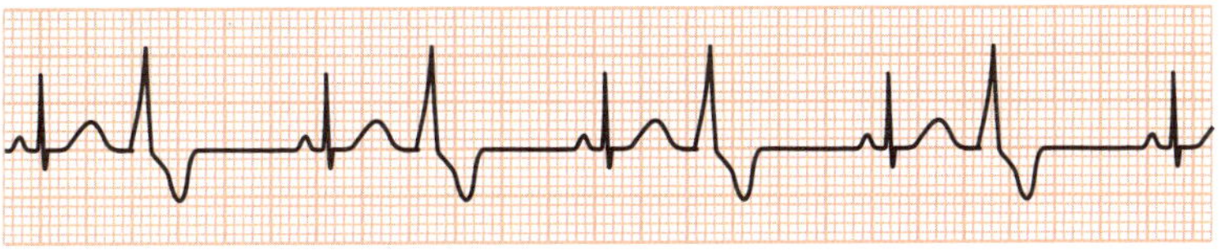

삼단맥

정상맥 2개와 심실 주기외수축이 1개 나타난다.

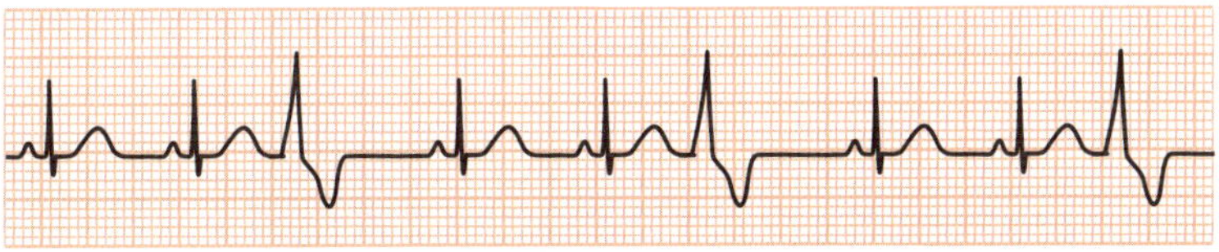

연속맥

심실 주기외수축이 2개 연속해서 나타난다.

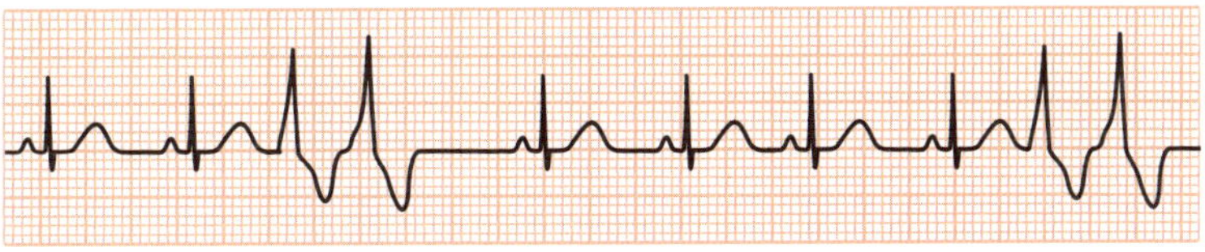

삼연속맥

심실 주기외수축이 3개 연속해서 나타난다.

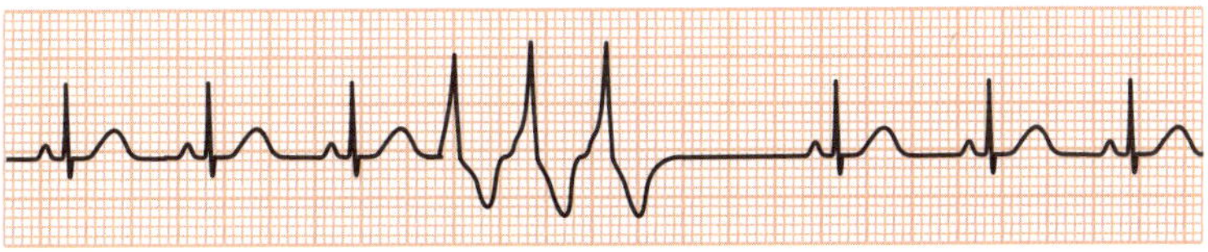

short-run

심실 주기외수축이 몇 개 연속해서 나타난다.

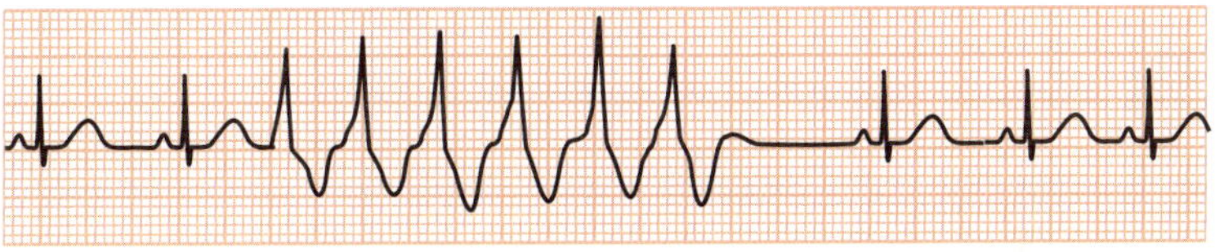

일원성

심실 주기외수축이 모두 동일한 형태이다.

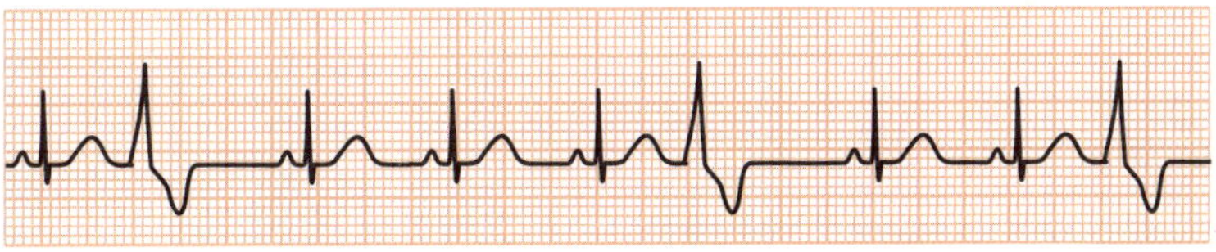

다원성

심실 주기외수축이 여러 가지 형태로 나타난다.

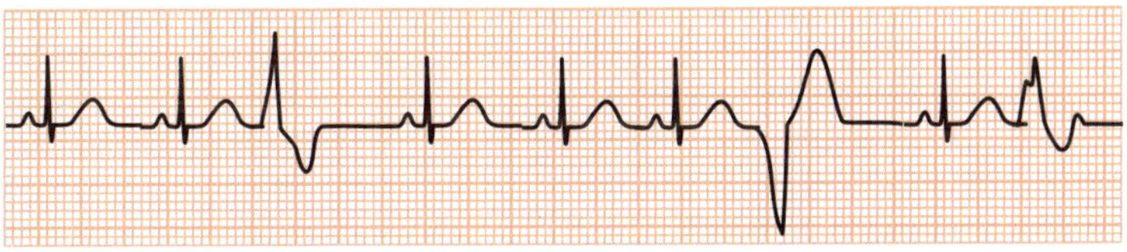

R on T

심실 주기외수축이 앞의 T에 올라탄다.

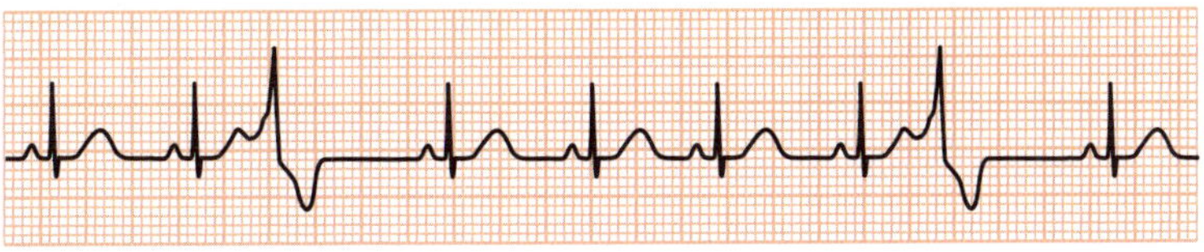

8 발작성 심실위빠른맥은 갑자기 발생한다

갑자기 매분 180 정도의 빠른맥(빈맥, tachycardia)이 발생할 때, 그 대표적인 것이 발작성 심실위빠른맥(상심실성 빈맥, paroxysmal supraventricular tachycardia; PSVT)입니다. 이것은 심방이나 심방심실이음부 등에서 자극이 빙글빙글 돌거나reentry, 자동능automaticity이 비정상적으로 항진되어 있는 부분이 생기면 발생해요.
PSVT라는 약자로 불리는 경우가 많기 때문에 기억해 둡시다.

+ 발작성 심실위빠른맥paroxysmal supraventricular tachycardia : PSVT

① 갑자기 발생하는 빠른맥(140~240회/분, 대개는 180회/분 전후)
② 간격은 거의 일정하고 규칙적
③ QRS는 폭이 좁고 정상에 가깝다.

심실위라면 QRS의 폭이 좁은 것은 심방 주기외수축atrial extrasystole과 동일하네요.

그렇지요. 심실 내의 전도, 수축은 거의 정상이기 때문입니다. 역시 심방 주기외수축과 마찬가지로 약간 형태가 다른 P가 보이는 경우도 있지만 일반적으로 맥이 너무 빨라 확실히 알 수가 없어요.

이것은 **위험한 부정맥**인가요?

갑자기 심계항진palpitation이 시작되었다가 갑자기 사라지는 심계항진 발작의 경우는 PSVT인 경우가 많습니다. 젊은 사람에게도 자주 나타나는데 조금 참고 있으면 낫는 경우도 있지요.
그러나 심박수heart rate가 너무 빠르거나 길게 계속되면 **빠른맥**(빈맥)과 **심계항진** palpitation이 강하게 느껴지면서 동시에 **가슴통증**과 **호흡곤란**을 호소하게 됩니다. 또한 심실의 수축은 정상 패턴이라고 해도 맥이 너무 빠르면 1박당 박출량stroke volume이 적어져 **혈압저하**나 **심부전**heart failure도 일어날 수 있는데, 이러한 경우에는 의사에게 보고하는 것이 좋아요.
또 한 가지, 전에 공부한 **WPW증후군**에서는 부전도로accessory pathway를 통한 리엔트리reentry가 발생하기 때문에 PSVT가 나타나기 쉬우므로 주의하기 바랍니다 (p.87 참고).

발작성 심실위빠른맥(paroxysmal supraventricular tachycardia; PSVT)

PSVT의 심전도

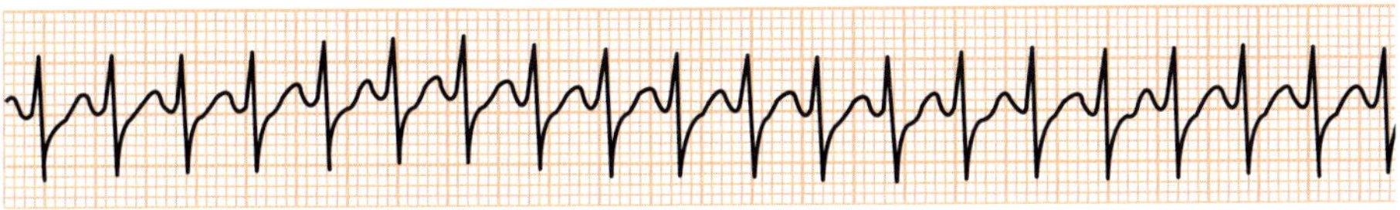

- 갑자기 발생하는 빠른맥 ⇨ 180회/분 전후
- 간격이 일정하며 규칙적
- QRS가 좁다 = 심실위

PSVT의 구조

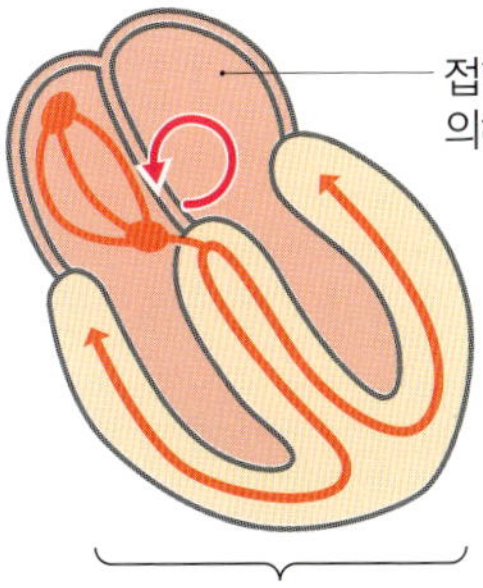

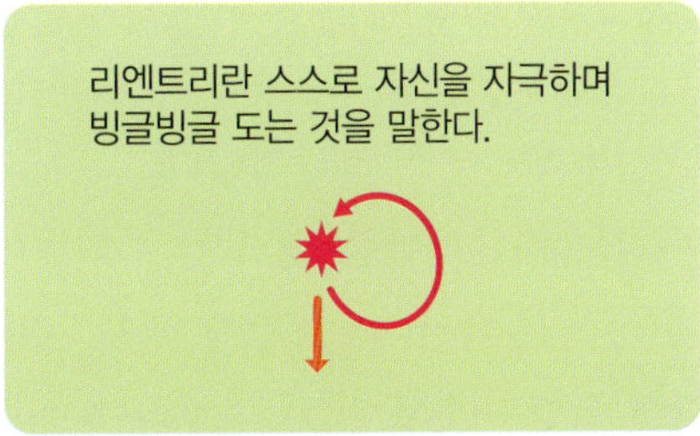

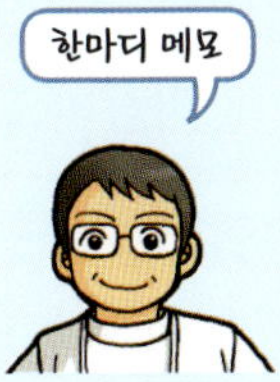

발작성 심방빠른맥(이소성 심방빠른맥) PAT

심방atrium 내에서 굴심방결절(동결절)과는 다른 장소에서 자동능이 항진되어 있을 때 발생하는 빠른맥(빈맥, tachycardia)을 특별히 PAT(paroxysmal atrial tachycardia)라고 부른다. P파가 확실히 나타나고 매분 150~200회의 빠른맥이지만 QRS는 대개 그 속도에 따라오지 못해 2:1 차단이나 벤케바흐형 차단Wenckebach's block(p.140 참고)이 되고 있다(PAT with block).

일반적으로 지속시간이 짧아 홀터 심전도Holter's monitoring system 등에서 우연히 발견되는 것으로 자각증상도 없기 때문에 임상적으로 문제가 되는 경우는 적다.

9 심실빠른맥은 주의가 필요

심방 주기외수축atrial extrasystole에 대응해서 심실 주기외수축ventricular extrasystole이 있는 것처럼 심실 수준에서 리엔트리reentry나 자동능automaticity의 이상항진이 발생하면 **심실빠른맥**이 됩니다.

+ 심실빠른맥ventricular tachycardia : VT

① 심박수는 140~180/분 정도이고 거의 규칙적

② QRS는 폭이 넓은 비정상 파

다시 말해, 심실 주기외수축의 연속 발생이 계속되는 겁니다. 혈압도 저하되므로 **위험한 부정맥**의 하나입니다.

이 심실빠른맥에는 몇 가지 주의점이 있습니다.

우선, **심실빠른맥에는 여러 가지 임상 패턴**이 있습니다.

심실잔떨림[심실세동, ventricular fibrillation(p.132 참고)] 등으로 이행해서 치명적이 되는 매우 위험한 것이 있는 반면, 심계항진palpitation이나 숨가쁨 정도의 자각증상으로 홀터 심전도Holter's monitoring system에서 우연히 발견되는 것까지 여러 가지가 있습니다.

그러면 어떻게 대응하면 됩니까?

간호사의 대응으로는 **우선, 환자의 상태를 관찰**한 다음, 의사에게 보고해야 합니다.

또 한 가지의 주의점은 **발작성 심실위빠른맥(PSVT)과의 감별**입니다.

각차단bundle branch block이나 WPW증후군의 PSVT나 PSVT에 심실내 변행전도(p.119 참고)가 발생했을 때에는 PSVT인데도 불구하고 QRS의 폭이 넓은 비정상 파형이 되는 경우가 있습니다. 이때에는 얼핏보면 심실빠른맥과 완전히 똑같지요.

심전도 파형의 3가지 법칙에서 벗어나면 곤란한데요.

그렇지요. 이 구별은 의사라도 어렵기 때문에 간호사 여러분이 생각하기보다는 우선 의사에게 보고하기 바랍니다.

QRS의 폭이 넓은 빠른맥을 발견하면 심실빠른맥으로 간주하여 즉시 의사에게 보고한다.

심실빠른맥(VT)

VT의 심전도

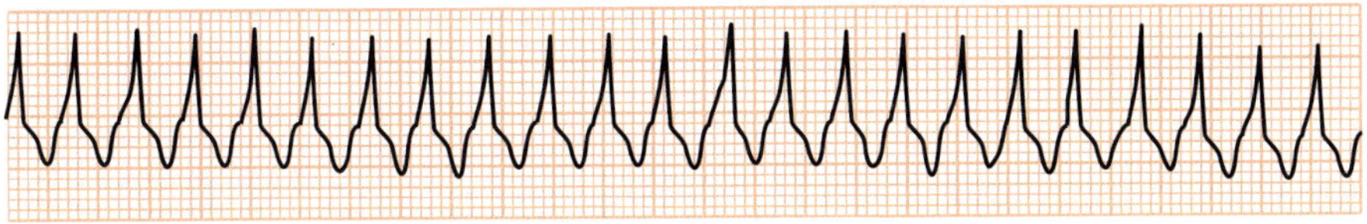

- 거의 규칙적으로 폭이 넓은 비정상 QRS
- 심박수는 140~180회/분 정도

VT의 구조

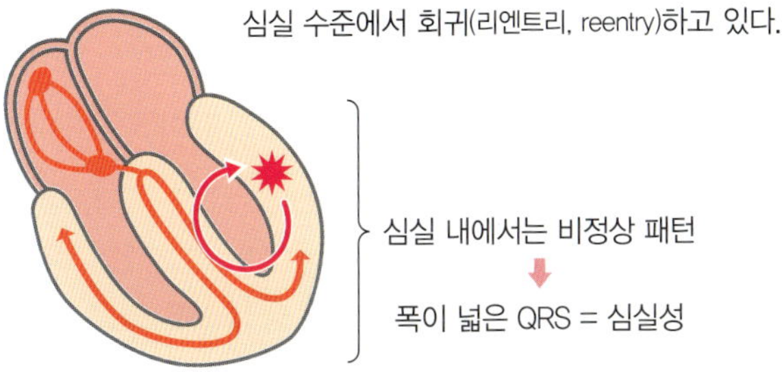

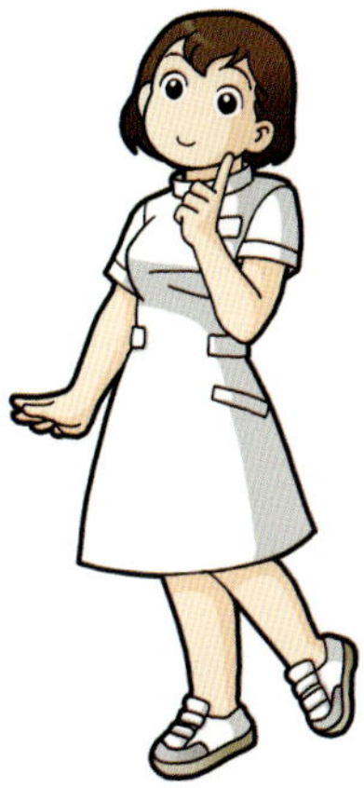

다형성 VT의 심전도

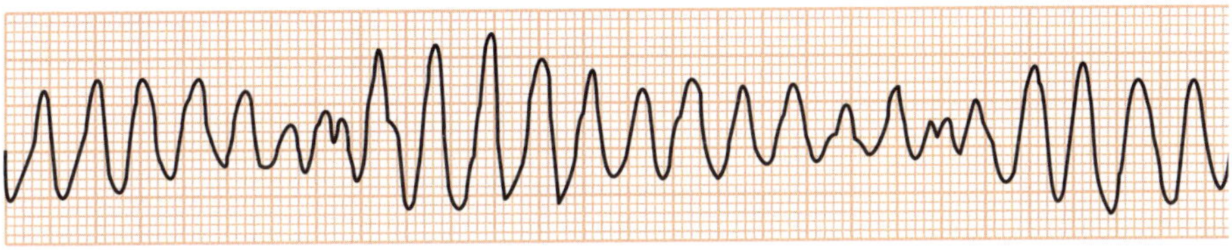

- 크기나 형태가 변화한다 ⇨ 위험한 VT
  (torsades de pointes)

심실내 변행전도를 동반하는 PSVT의 심전도

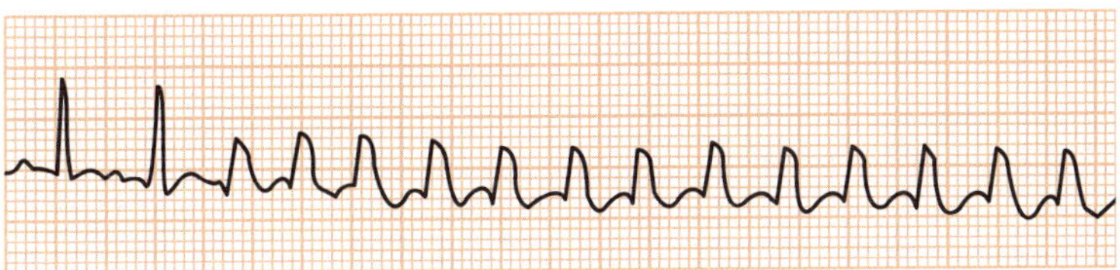

- VT와 구별할 수가 없다.

10 완전히 불규칙한 심방잔떨림

여기에서는 여러분들도 들었던 적이 있는 심방잔떨림에 대해서 설명하겠습니다. 심방잔떨림atrial fibrillation은 말 그대로 굴심방결절(동결절, sinus node)에서 오는 확실한 리듬이 없고 심방atrium이 미세하게 떨리듯이 움직이고 있는 상태입니다. 미세한 자극이 심방의 여기저기에서 불규칙하게 많이 나타나지요. 굴심방결절sinus node에서 확실한 구령이 오지 않기 때문에 그 아래의 접합부에서는 이 미세한 자극들 중에서 '적당히' 골라 심실ventricle까지 전달할 수밖에 없습니다. 따라서 완전히 불규칙한 맥이 만들어지게 되지요.

+ 심방잔떨림(심방세동, atrial fibrillation : Af)

① P는 확실하지 않다 : 미세하게 떨리는 듯한 파(f파)

② QRS는 폭이 좁고 정상에 가깝다

③ QRS의 간격은 완전히 불규칙

f파는 기선base line의 미세한 흔들림 정도이거나 유도에 따라서는 거의 편평하고 파가 없는 것처럼 보일 때도 있습니다. 하지만 이때에도 중요한 것은 QRS가 전혀 규칙성이 없고 제멋대로 나타난다는 점입니다.

QRS의 폭이 좁은 것은 심실에서는 전도수축이 정상이기 때문이죠.

그렇지요. 법칙을 기억하고 있군요.
이 Af에도 몇 가지의 주의점이 있습니다.
우선, 2가지의 분류를 기억합시다.

발작성 심방잔떨림paroxysmal Af : PAf

만성 심방잔떨림chronic Af

보통은 굴리듬(동리듬, sinus rhythm)인데도 불구하고 갑자기 Af가 되었다가 다시 굴리듬으로 돌아오는 경우를 발작성 심방잔떨림(심방세동)이라고 합니다. 이 경우 몇 분 내로 돌아오는 경우도 있지만 며칠이나 지속되는 경우도 있어요. PAf라는 표현은 많이 사용하기 때문에 기억해 두세요. 한편, 굴리듬으로 돌아오지 않고 기본 리듬이 Af가 되어버린 상태를 만성 심방잔떨림이라고 합니다.

심방잔떨림(심방세동, Af)

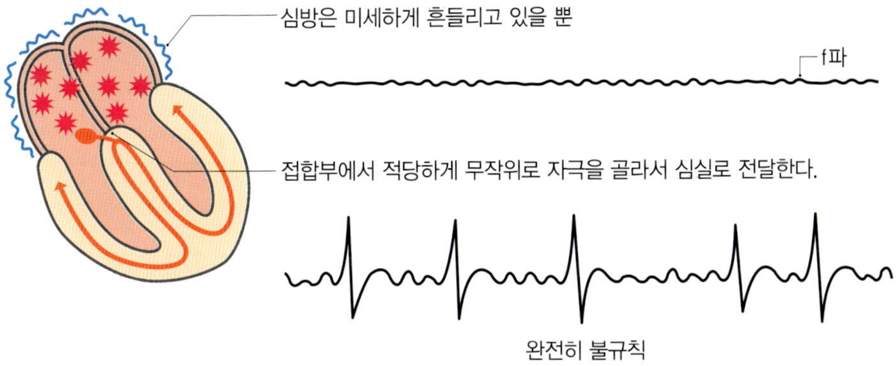

심방잔떨림의 심전도

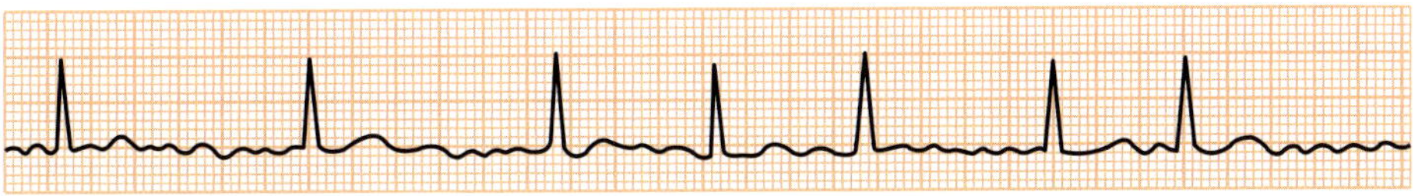

- P파가 확실하지 않다.
- 미세하게 흔들리는 기선 ⇨ f파
- QRS는 폭이 좁다.
- R–R 간격이 불규칙

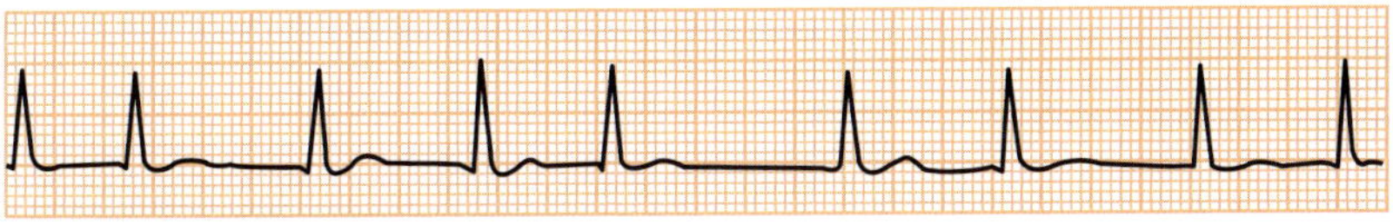

- f파가 거의 보이지 않을(편평한 기선) 때도 있다.
- 포인트는 QRS 출현이 규칙성이 없다는 것이다.

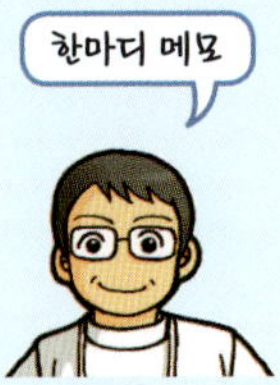

발작성 심방잔떨림PAf과 만성 심방잔떨림

보통 정상 동조율인 사람이 갑자기 심방잔떨림Af이 되면 대부분 강한 심계항진palpitation이나 흉부불쾌감을 자각한다. 따라서 PAf의 경우는 동조율로 되돌리는 치료, 또는 동조율을 유지하기 위한 치료를 실시하는 경우가 많다. 그러나 일단 심방잔떨림이 만성화되면 그에 적응이 되어 일반적으로 심계항진도 거의 느껴지지 않게 된다.

11 심방잔떨림의 임상적 의미

심방잔떨림(심방세동, Af)에서는 불규칙하지만 심실ventricle은 확실히 수축하고 있기 때문에 혈액의 박출ejection이 제대로 이루어지고 있고 혈압도 유지되는 경우가 많습니다. 만성화되면 자각증상subjective symptom도 거의 없기 때문에 그대로 두어도 되는 경우가 많지만 임상적으로는 주의해야 해요.

+ 심방잔떨림Af의 임상적 주의점

① 승모판질환mitral valve disease 등의 기초질환을 가지고 있는 경우가 있다.

② 혈전색전증thromboembolism의 발생빈도가 높다.

③ 빠른맥tachycardia 또는 느린맥bradycardia이 되는 경우가 있다.

기초질환의 유무는 중요하기 때문에 반드시 심장초음파echocardiography 등으로 확인할 필요가 있고, 또 뇌경색cerebral infarction의 과거병력을 청취하거나 뇌 CT를 촬영하는 것도 필수적입니다. 경우에 따라서는 예방적 항응고요법anticoagulant therapy도 검토해야 합니다. 그리고 맥박수pulse rate에 대해서는 홀터 심전도Holter's monitoring system도 빼놓을 수 없지요.

빠른맥 심방잔떨림

Af에서는 미세한 자극이 심실 쪽으로 많이 전달되면 고도로 빠른맥이 될 수도 있어요. 이때에는 심계항진palpitation이나 호흡곤란dyspnea을 호소하거나 혈압저하나 심부전heart failure도 발생하는 경우가 있기 때문에 치료가 필요해요. 맥박수가 180회/분 전후인 경우에는 발작성 심실위빠른맥(PSVT)과 비슷한 상태가 되어버리는데 심전도를 주의 깊게 보면 간격이 미묘하지만 불규칙한 Af이기 때문에 알 수 있을 것입니다(p.123 참고).

느린맥 심방잔떨림

반대로 맥이 너무 느린 경우가 있습니다. 극단적인 경우에는 전신권태감general malaise이나 심부전heart failure이 일어나지요. 이럴 때에는 박동조율기pacemaker 이식을 고려해 보아야 합니다.

심방잔떨림Af의 임상적 의미

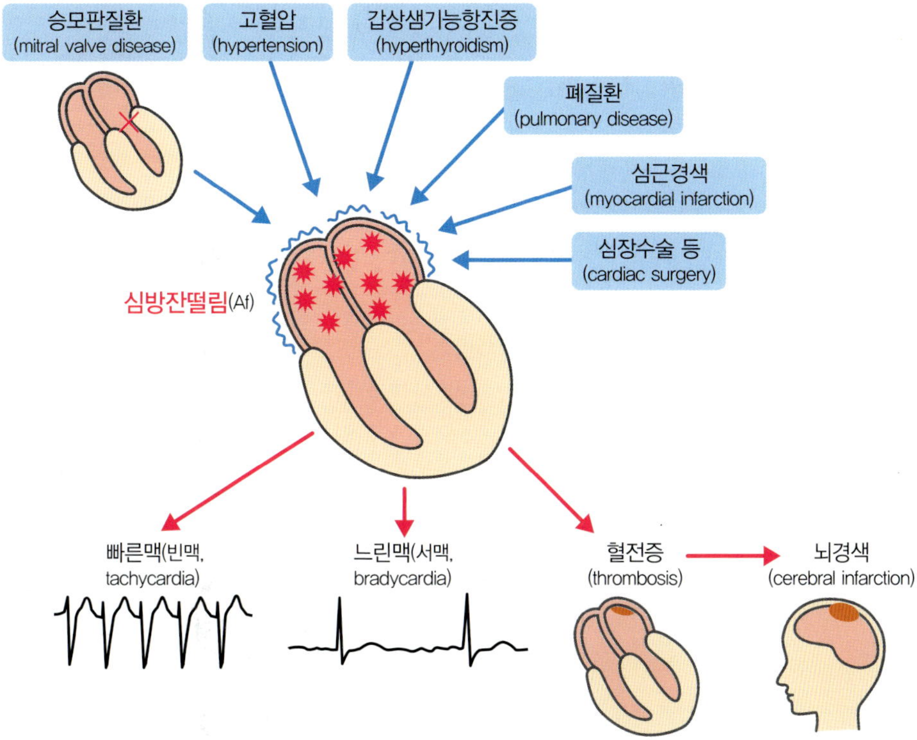

빠른맥 심방잔떨림의 심전도

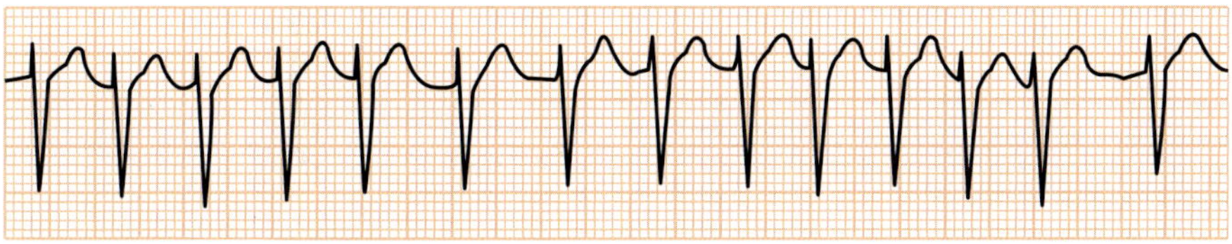

- QRS의 간격이 미묘하게 불규칙 ⇨ Af
  [발작성 심실위빠른맥(PSVT)일 때에는 규칙적]

느린맥 심방잔떨림의 심전도

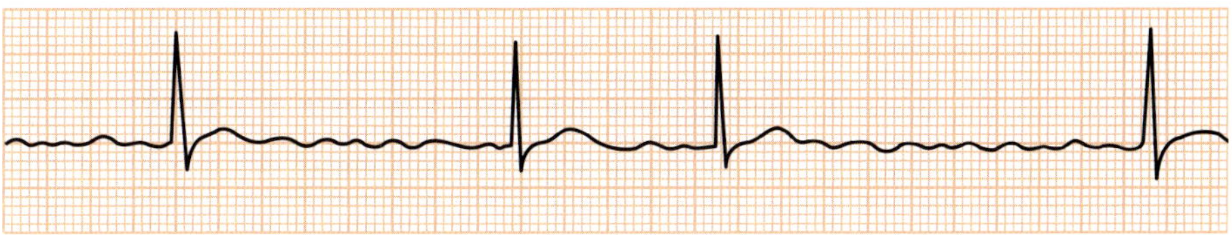

12 심방된떨림은 톱니 모양 F파

심방잔떨림(심방세동, atrial fibrillation; Af)과 비슷한 부정맥으로 심방된떨림(심방조동, atrial flutter; AF)이 있습니다.

심방 내에서 아주 작은 리엔트리reentry가 **매분 300회 전후의 빠른 심방파**atrial deflection를 만들어 내는데, 그 결과 **톱니 모양** 등으로 표현되는 뾰족뾰족한 파(F파)가 나타나요. 이에 대해서 접합부 이하가 반응하여 심실수축ventricular systole을 일으키는데, 일반적으로는 **2 : 1** 또는 **4 : 1** 등과 같이 비교적 규칙적으로 자극을 받아들이는 경우가 많기 때문에 보통 QRS의 출현도 규칙적이 됩니다.

드물게 **1 : 1 전도**가 되는 경우가 있는데 이때의 심박수는 300회/분이 되어 맥박이 헛뛰기 때문에 혈압이 없어져 실신하는 경우도 있어요.

+ 심방된떨림(심방조동, atrial flutter : AF)

① 250~350회/분의 톱니 모양 F파

② QRS는 폭이 좁고 정상

③ 거의 규칙적인 QRS의 출현(2 : 1 또는 4 : 1 전도가 많다.)

Af의 f파보다 약간 크고 확실한 톱니 모양이 특징입니다. 여기에서 QRS에 규칙적인 부분이 보이면 심방된떨림을 생각할 수 있어요.

심방잔떨림Af도 심방된떨림AF도 모두 '에이에프'로 읽으니 혼동이 되지 않을까요?

일반적으로 **'에이에프'라고 하면 심방잔떨림**(심방세동)을 말합니다. 심방된떨림(심방조동)은 '**플러터**flutter'라고 하는 경우가 많습니다.

조금 어려운 것은 갑자기 발생한 **2 : 1의 심방된떨림**입니다. 이때에는 150회/분 정도의 심박수가 되며, 규칙적이고 폭이 좁은 QRS이기 때문에 **발작성 심실위빠른맥(PSVT)과 완전히 똑같아**집니다. 매분 150회 전후의 빠른맥일 때에는 늘 심방된떨림의 가능성을 생각하며, 여러 가지 유도를 주의 깊게 봅시다.

심방된떨림(심방조동, AF)

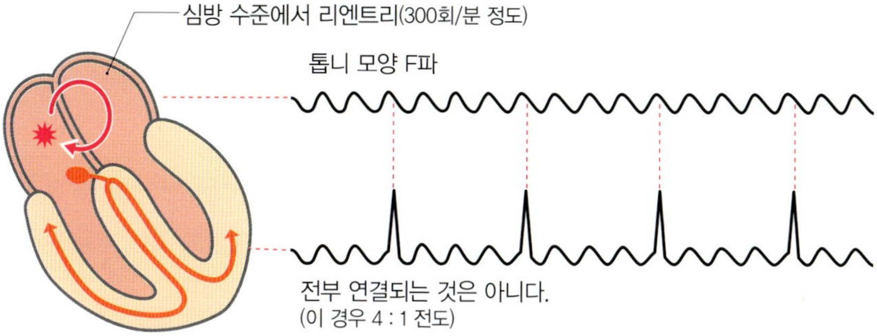

심방된떨림의 심전도

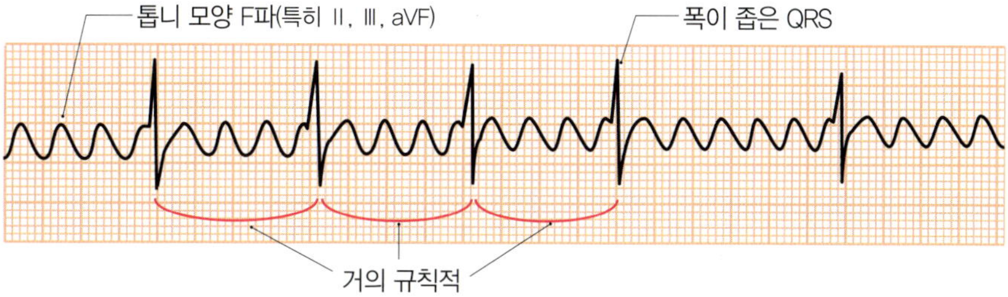

2 : 1의 심방된떨림

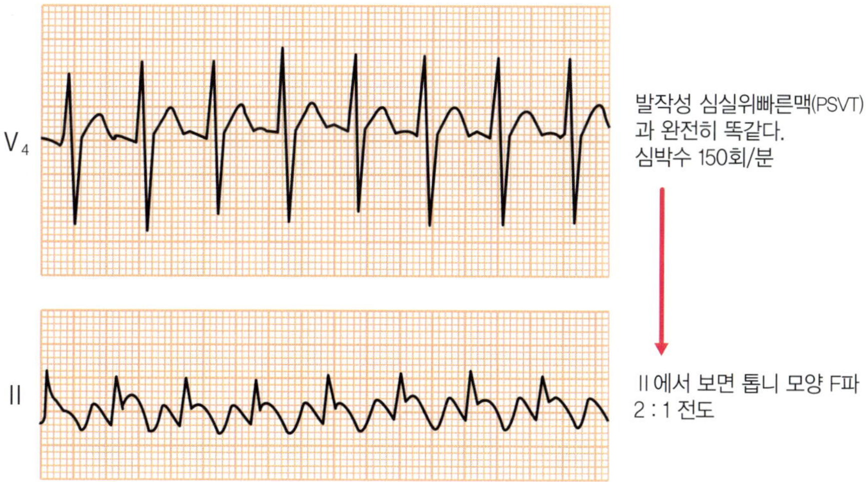

부정맥arrhythmia

13 심실잔떨림은 심정지와 동일

심방잔떨림(심방세동, atrial fibrillation)과 마찬가지로 심실ventricle에서도 여기저기에서 미세한 자극이 나타날 뿐으로 전체가 미세하게 떨리고 있는 상태를 심실잔떨림(심실세동, ventricular fibrillation)이라고 해요. 심실잔떨림일 때에는 신체로 혈액을 보낸다고 하는 본래의 역할을 전혀 할 수 없기 때문에 심장이 멈추어 있는 것과 같은 상태로 대개는 의식이 소실되어 갑자기 쓰러집니다. 자연적으로 의식이 되돌아오는 일도 있지만 그대로 지속되면 사망합니다. 이것을 치사성 부정맥life threatening arrhythmia이라고 하며, 이때의 심전도는 심실(QRS)이 미세하게 떨리고 있을 뿐이지요.

+ 심실잔떨림(심실세동, ventricular fibrillation : Vf)
완전히 불규칙한 기선의 진동 같은 심전도

긴급사태군요. 심전도가 움직이고 있는데 심장마사지cardiac massage를 시작해도 되나요?

물론 좋습니다. 심장이 멈추어 있는 것과 같기 때문에 가능한 빨리 시작하세요. 때로는 심장마사지를 하거나 가슴을 두드리는 것만으로도 심실잔떨림(심실세동)이 규칙적인 맥박으로 돌아오는 경우도 있으니까요.
이러한 긴급 시에는 가능한 많은 직원을 불러 모아 심장마사지나 인공호흡artificial respiration 등의 심폐소생술cardiopulmonary resuscitation을 시작함과 동시에 전기적 잔떨림제거(제세동, defibrillation)의 준비도 시행할 필요가 있습니다.
평소부터 이러한 사태를 상정해서 순서 등을 정해 둘 필요가 있어요. 매뉴얼을 읽고 있을 여유가 없기 때문에 트레이닝을 해두는 것이 중요합니다.

그것은 충분히 교육하고 있어요.

심실잔떨림(심실세동) : 즉시 심폐소생술, 전기적 잔떨림제거(제세동, defibrillation)가 필요하다.

심실잔떨림(심실세동, Vf)

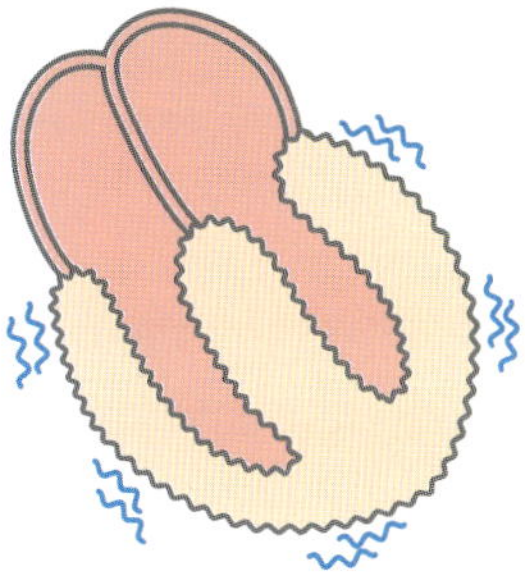

심실이 부들부들 떨고 있을 뿐!

↓

혈액을 박출할 수가 없다!

↓

심장이 멈추어 있는 것과 같다!

심실잔떨림의 원인

- 심근경색, 심근염, 심근증
- 심부전, 심장수술 후
- 전해질이상, 약물의 영향
- 브루가다 증후군
- 흉부타박(심장진탕)
- 각종 중증 질환의 말기

심실잔떨림의 심전도

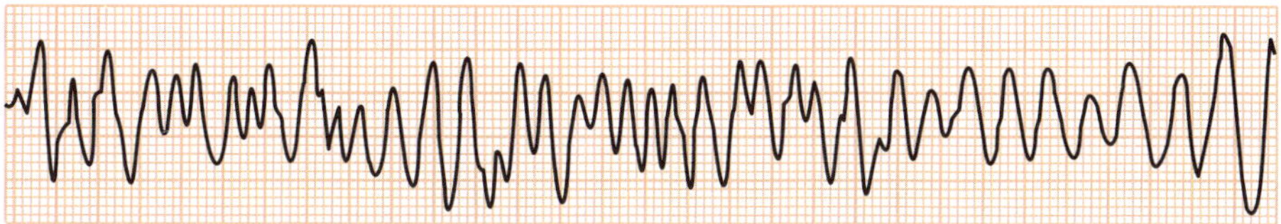

전혀 규칙성이 없는 기선(base line)의 흔들림

심실잔떨림의 대처

Vf다!!

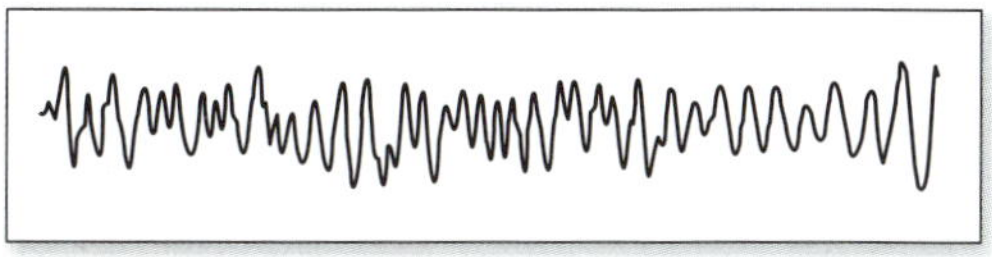

심장마사지
(cardiac massage)

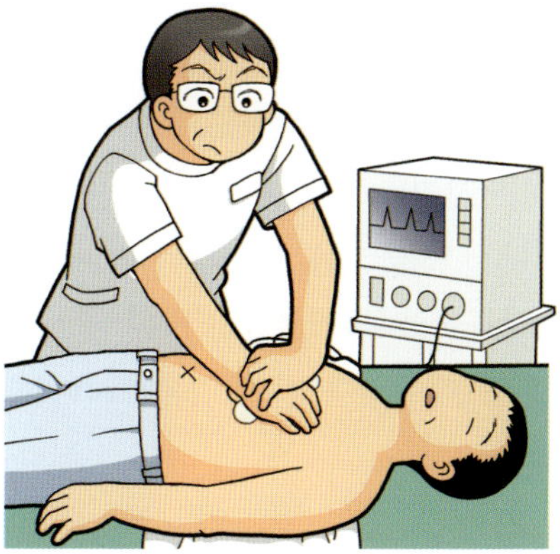

직류전격쇼크
(direct current shock; DC쇼크)

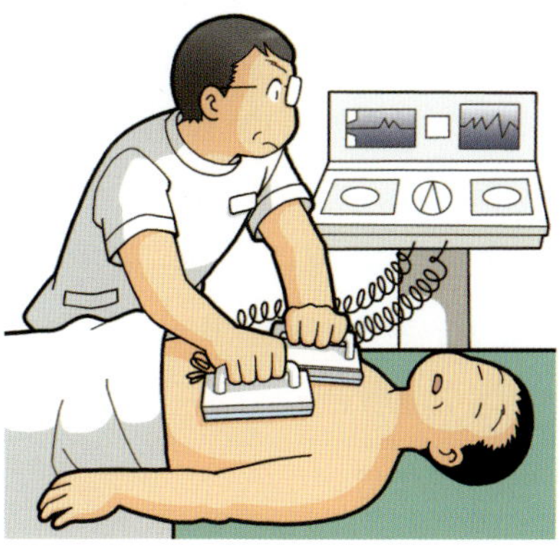

14 전기적 잔떨림제거(제세동)와 AED

전기적 잔떨림제거(직류제세동 · DC쇼크)

심실잔떨림(심실세동, Vf)일 때에 가능한 빨리 심폐소생술cardiopulmonary resuscitation이 필요하다는 것은 틀림이 없지만 실은 심실잔떨림을 빨리 중단시키고 규칙적인 맥박으로 되돌리지(잔떨림제거, defibrillation) 못하면 구명률은 높지 않아요.

그래서 1초라도 빨리 심전도 진단을 해서 전기쇼크로 되돌려야 합니다. 하지만 전기적 잔떨림제거(제세동)는 의료행위로 의사가 실시하기 때문에 간호사는 신속하게 시행할 수 있도록 준비와 보조를 해야 합니다.

AED(자동 체외식 잔떨림제거기, automatic external defibrillator)

그러나 Vf가 항상 의사가 있는 병원 내에서만 일어날 수는 없지요. 그래서 개발된 것이 AED입니다.

최근에는 사람이 많이 모이는 역 등에서 흔히 볼 수가 있어요.

이것은 오른쪽 앞가슴 부분과 왼쪽 가슴에 패치를 붙이기만 하면 기계가 심전도를 자동적으로 기록하여 전기적 잔떨림제거defibrillation가 필요할 때에만 전기쇼크가 나오도록 되어 있습니다. 따라서 의사뿐만 아니라 일반 사람들이 실시해도 되지요. 순서는 음성 안내에 따라 시행하면 되기 때문에 간단합니다. 갑자기 쓰러진 사람이 있다면 응급구조사가 도착하기 전에 먼저, AED를 실시해도 됩니다.

중요한 것은 AED를 준비하고 있는 동안에도 심장마사지cardiac massage나 인공호흡artificial respiration을 계속해야 하는 것이며, 전기쇼크 후에 의식이 돌아오지 않거나 심박이 약하고 회복되지 않을 때에는 다시 소생술을 계속해야 합니다.

AED는 최근, 병원이나 진료소에도 상비하도록 되어 있어요. 병원 내에서도 신속하게 실시하는 것이 좋기 때문에 간호사도 트레이닝을 받아 익숙해져야 해요.

전기적 잔떨림제거(제세동)의 패드 위치

AED 패치 위치와 동일

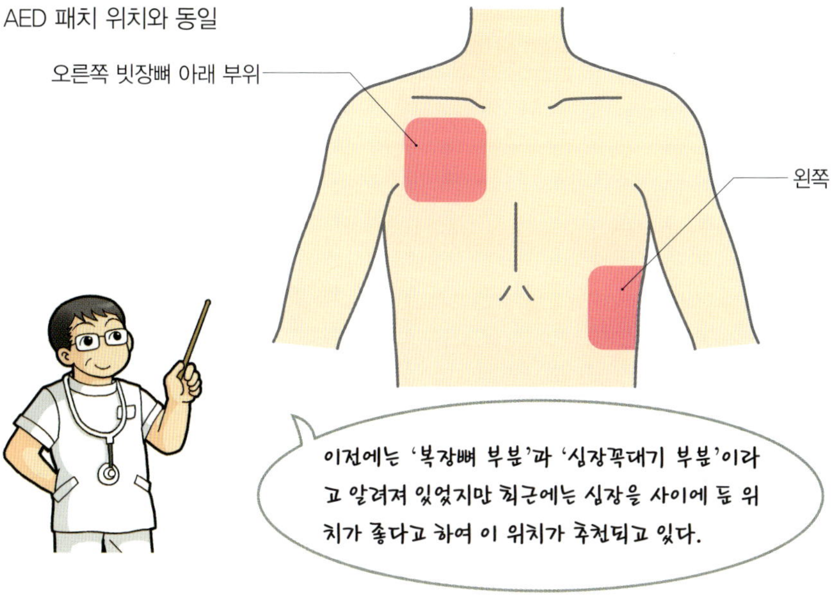

AED(자동 체외식 잔떨림제거기)

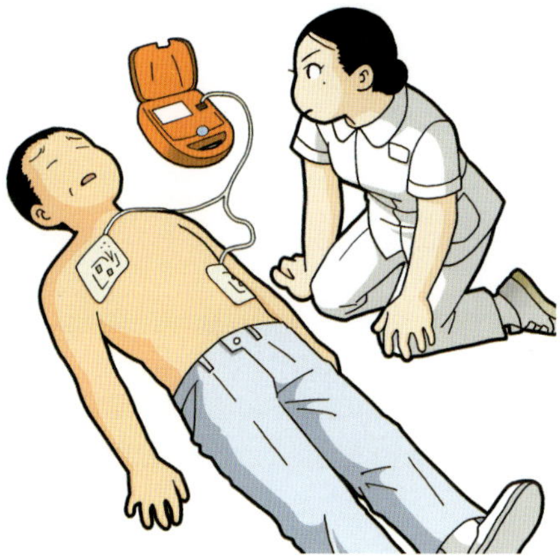

음성 안내에 따라

- 패치를 붙이고 버튼을 누르기만 하면 된다.
- 심전도를 자동 진단하여 필요할 때에만 쇼크가 나온다!!
- 심전도 진단과 전기 쇼크일 때 외에는 심장 마사지와 인공호흡을 계속할 것!!

15 브루가다증후군이란 무엇인가?

브루가다증후군Brugada syndrome

심실잔떨림(심실세동, Vf)에서 최근 주의를 받고 있는 것이 브루가다증후군입니다. 비교적 젊은 사람들의 돌연사 원인으로서 중요시되고 있어요. 심실잔떨림이 우연히 본래의 상태로 되돌아온 사람 중에서 비발작 시에 특이한 심전도가 있다는 것이 발견되어, 이것을 계기로 발견된 질환입니다.

+ 브루가다증후군Brugada syndrome

갑작스런 심실잔떨림과 비발작 시의 심전도 이상

V_1~V_3에서 ST의 특이적 상승 : 새들백형Saddle-back, 코브형Cove

원인은 밝혀졌나요?

확실히 밝혀진 것은 아니지만 유전자 수준의 이상이 발견되었습니다. 가족성이라는 보고도 많으니, 가족이나 친척 중에서 돌연사나 심실잔떨림의 병력이 있는 경우에는 주의해야 합니다. 이러한 병이 있다는 것만이라도 알아둡시다.

치료법은 있습니까?

AICD[이식형 자동 전기잔떨림제거기(전기제세동기), automatic implantable cardioverter defibrillator]

일반적으로 약물치료가 효과가 없고 심실잔떨림 발작의 위험이 높다고 판단된 경우에는 AICD를 이식할 수밖에 없어요.

AICD는 조금 전에 이야기한 AED를 소형으로 만들어 이식하는 것입니다. 조금 큰 듯한 박동조율기pacemaker 같은 기계를 피하에 이식해 늘 심전도를 감시하고 있다가 만일 심실잔떨림이 발생해서 지속될 때에는 자동적으로 전기쇼크를 발사하여 잔떨림을 제거합니다.

브루가다증후군뿐만 아니라 확장형 심근증dilated cardiomyopathy이나 진구성 심근경색old myocardial infarction 등에 동반되는 난치성 심실잔떨림 발작에도 사용되고 있어요.

브루가다증후군Brugada syndrome

브루가다증후군 심전도의 포인트

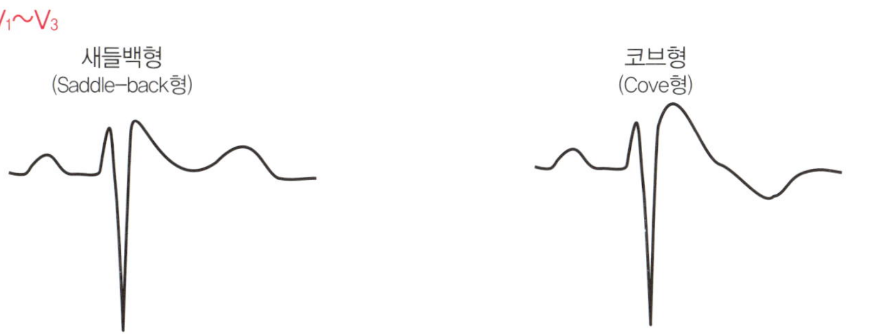

브루가다증후군의 진단 포인트

- 돌연한 심실잔떨림(심실세동), 실신
- 비발작 시의 심전도이상
- 돌연사나 심실잔떨림의 가족력

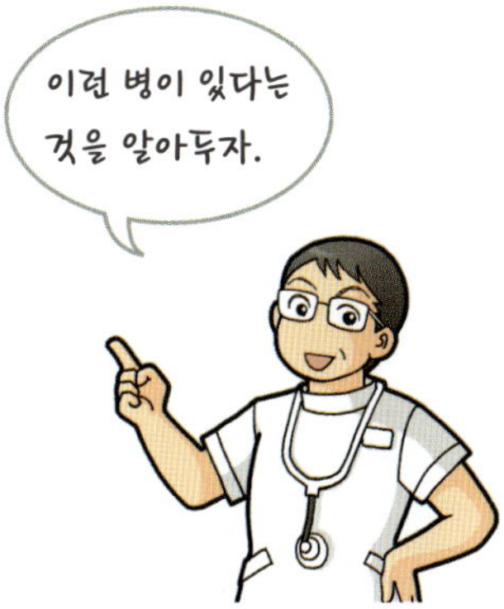

AICD[이식형 자동 전기잔떨림제거기(전기제세동기), automatic implantable cardioverter defibrillator]

심실잔떨림을 감지하면 → 전기쇼크로 잔떨림 제거

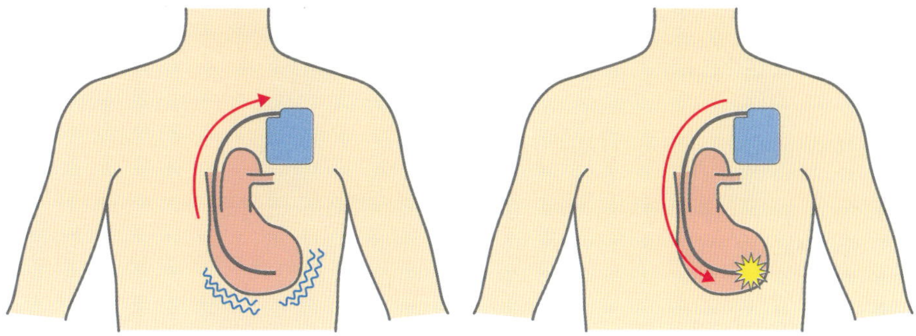

16 방실차단 : 심방·심실의 연결 불량

방실차단의 종류

심방(A)과 심실(V)의 자극전도stimulus conduction가 장애를 받고 있는 상태를 방실차단AV block이라고 합니다. 실제는 굴심방결절(동결절, sinus node)에서의 자극전도가 방실결절~히스다발 부근에서 잘 전해지지 않는 경우가 대부분이에요. 이것을 우선 3가지로 분류해 봅시다.

+ 방실차단AV block

Ⅰ도 방실차단 : 심방 ~ 심실의 연결에 시간이 걸린다.
Ⅱ도 방실차단 : 심방 ~ 심실이 가끔 연결되지 않는다.
Ⅲ도 방실차단 : 심방 ~ 심실이 전혀 연결되지 않는다.

이러한 것들을 심전도로 진단하려면 심방atrium과 심실ventricle과의 관계, 즉 P와 QRS의 관계를 살펴보아야 합니다.

Ⅰ도 방실차단

우선 Ⅰ도 방실차단에서는 심방과 심실의 연결에 시간이 걸릴 뿐으로 일단 심방과 심실과의 전도는 1 : 1로 유지되고 있어요. 따라서 심전도로서는 단순히 심방~심실의 연장, 즉 PQ시간이 연장되는 것뿐입니다.

Ⅰ도 방실차단 : PQ시간의 연장(0.21초 이상)

PQ시간이 연장되면 심장은 어떻게 되죠?

아, 그 자체는 어떠한 증상도 없고 치료할 필요도 없어요.
단, 차단이 더 심해지지 않는지 또는 기초가 되는 심질환은 없는지 점검해 볼 필요는 있어요.

방실차단AV block

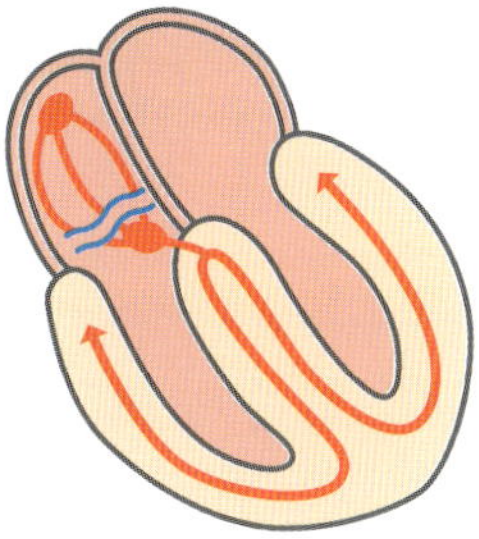

심방~심실의 연결장애

P – QRS의 연결을 본다.

Ⅰ도 ⇨ 연결되어 있지만 시간이 걸린다.
Ⅱ도 ⇨ 가끔 연결되지 않는다.
Ⅲ도 ⇨ 전혀 연결되지 않는다.

Ⅰ도 방실차단

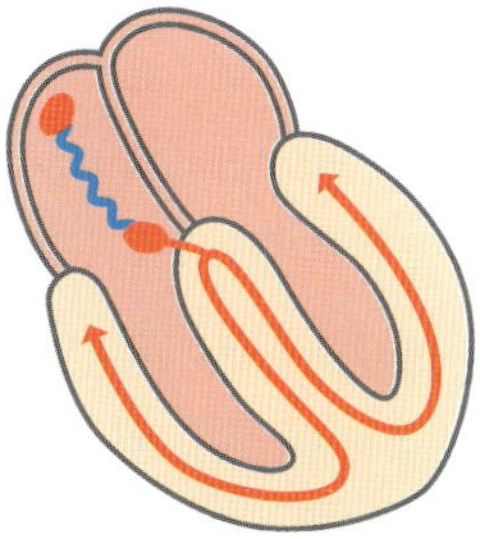

심방 – 심실의 전달에 시간이 걸린다.
→ P – QRS에 시간이 걸린다. → PQ 시간의 연장

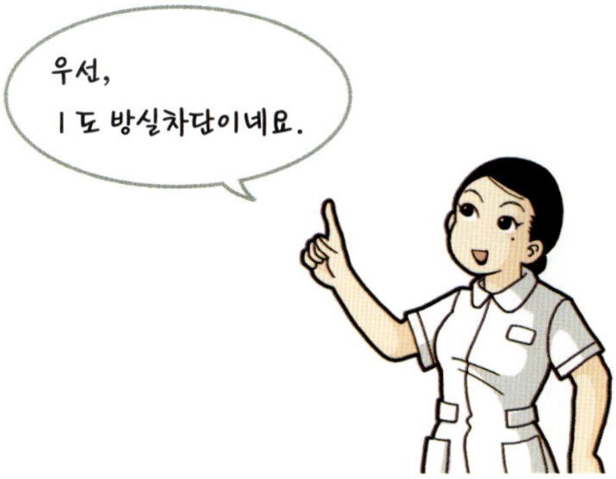

Ⅰ도 방실차단의 심전도

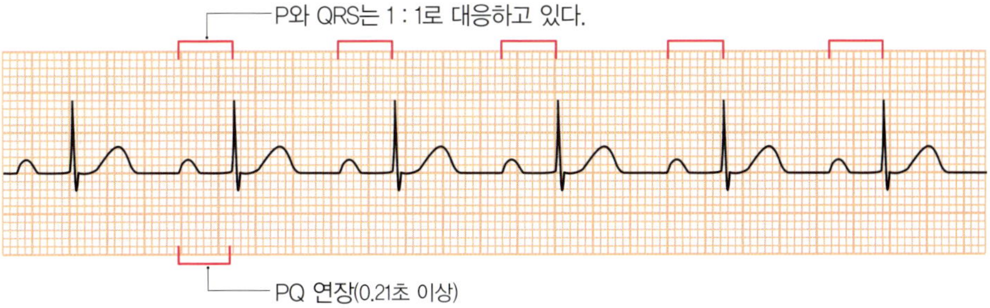

17 II 도 방실차단

가끔 연결되지 않는 것이 II 도 방실차단인데 이것은 다시 2가지로 분류됩니다. 우선 **모비츠Mobitz Ⅰ형 차단**이라는 것인데 이것은 **벤케바흐Wenckebach형 차단**이라고 불리는 경우가 많아요. P와 QRS 사이가 점차 연장되어 결국 1박 탈락하는 것이 벤케바흐형의 특징이지요.

+ 벤케바흐형 차단(Mobitz Ⅰ 형)

PQ가 점차 연장되어 1개 탈락

이것과는 달리 PQ는 일정해서 얼핏보면 정상 맥 중에서 가끔 QRS만 탈락되는 것이 **Mobitz II 형 방실차단**입니다.

+ Mobitz II 형 방실차단

PQ가 일정한 맥에서 갑자기 QRS가 탈락

Mobitz II형의 경우에는 가끔 1박이 탈락하는 것이나, 1박마다 QRS가 탈락하는 것(이것을 '**2 : 1 방실차단**' 이라고 한다) 등 그 빈도는 여러 가지가 있어요. 일반적으로는 예후가 나쁘고 **박동조율기pacemaker의 적응**이 되는 경우도 많지요. Mobitz II 형에서도 특히 연결되는 빈도가 적은 고도의 차단은 매우 위험합니다. 따라서 환자에게 현기증이나 의식소실의 과거병력이 있었는지 물어보는 것이 중요해요.

벤케바흐Wenckebach형도 위험한 부정맥arrhythmia으로 보아야 하나요?

아닙니다. 벤케바흐형은 건강한 사람이라도 홀터 심전도Holter's monitoring system를 찍으면 가끔 나타나고 비교적 안전해서 치료가 필요 없는 경우가 많아요.

II 도 방실차단

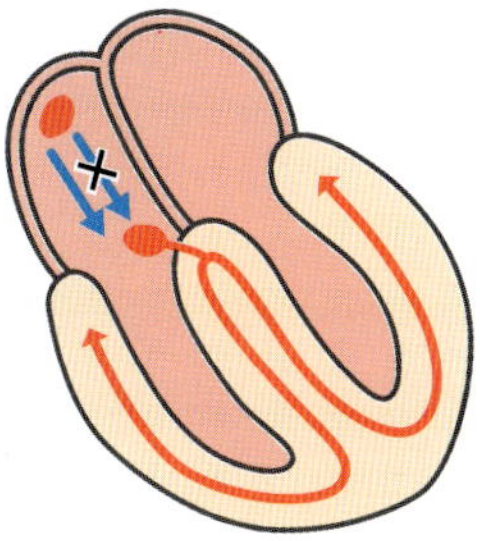

심방과 심실이 가끔 연결되지 않는다.
→ P – QRS의 대응이 가끔 중단된다.

2종류가 있다.
- 벤케바호(Wenckebach)형
- 모비츠(Mobitz) II 형

벤케바호형(모비츠 I 형) 차단의 심전도

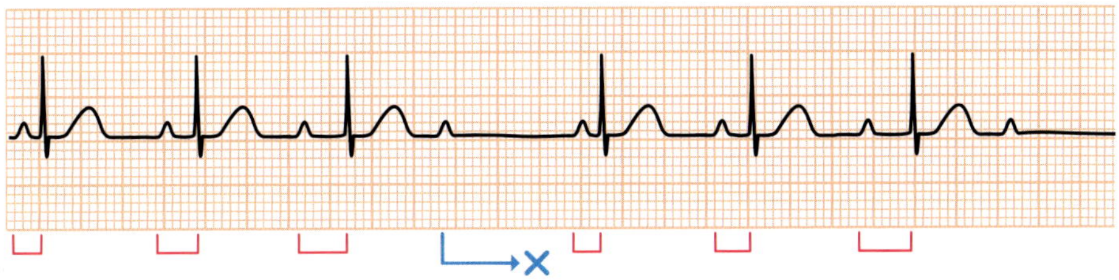

모비츠 II 형 방실차단의 심전도

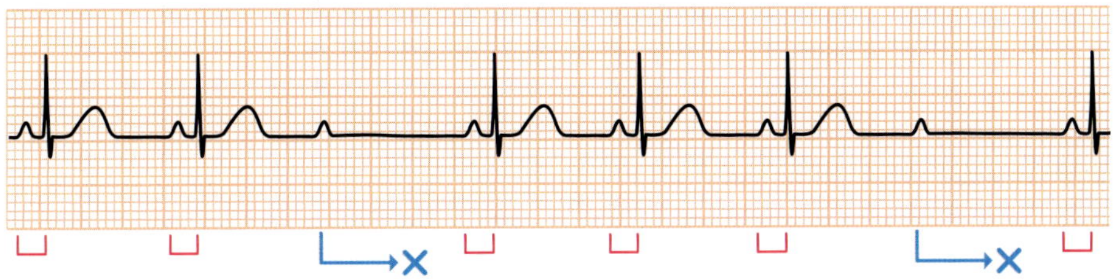

2 : 1 방실차단의 심전도

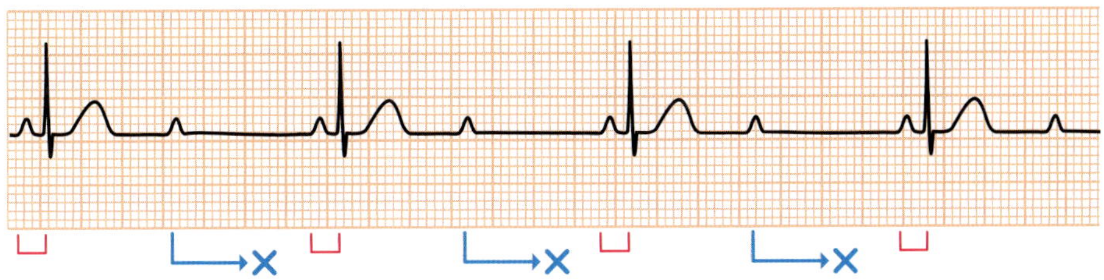

18 완전방실차단(Ⅲ도 방실차단)

굴심방결절(동결절, sinus node)에서 오는 리듬이 완전히 심실로 전달되지 않게 되면 어떻게 될까? 심장이 멎어버리지 않을까요?

아, 알았다. '**자동능**automaticity'이지요?

맞았어요. 위에서 자극이 오지 않게 되면 아래쪽에서는 어쩔 수 없이 자신이 가지고 있는 리듬으로 움직입니다. 즉 전에 가르쳐준 **이탈박동(보충박동**, escape beat)**에 의한 리듬**(p.115 참고)이기 때문에 이탈리듬(보충조율, escape rhythm)이지요.
심전도에서는 일정한 리듬의 P와는 완전히 별개로 더욱 느린 리듬으로 QRS가 나타나게 되는데, 이것이 **Ⅲ도 방실차단**으로 일반적으로는 **완전방실차단**complete atrioventricular block이라고 합니다.

> **+ 완전방실차단(Ⅲ도 방실차단, complete atrioventricular block)**
> 일정한 리듬의 P와 관계 없이 별개의 느린 리듬의 QRS

QRS가 느리다는 것은 맥도 느리다는 것이지요.

논리적으로는 방실접합부 부근에서 오는 리듬이라면 40~60회/분, 심실에서 오는 리듬이라면 30~40회/분이 됩니다.
그러나 요는 '**아래쪽의 자동능**'에 의존하고 있는 상태이지요. 그래서 만성적인 완전방실차단 환자에서는 늘 60회/분 정도의 심박수가 되어 조금 피곤할 정도의 증상밖에 없는 경우도 있습니다. 그러나 아래쪽의 자동능이 기능하지 못하면 심박수가 30회/분 이하까지 감소되어 실신하기도 합니다.

위험한 부정맥이네요.

그렇지요, 긴급하게 박동조율기pacemaker가 필요한 경우도 많아요.

한마디 메모

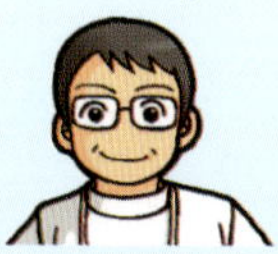

오른쪽 페이지(p.143)에 있는 심전도와 같이 P파가 QRS나 T와 겹쳐지면 알기 힘들겠지만 꼼꼼하게 찾아서 표시해 보면 규칙적인 P가 보일 것이다.

완전방실차단(III도 방실차단, complete atrioventricular block)

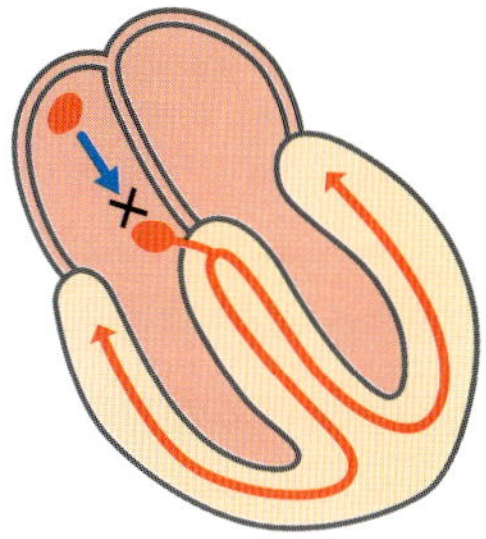

심방 – 심실이 전혀 연결되지 않는다.
→ P, QRS 각각 무관계 → 자동능 발휘

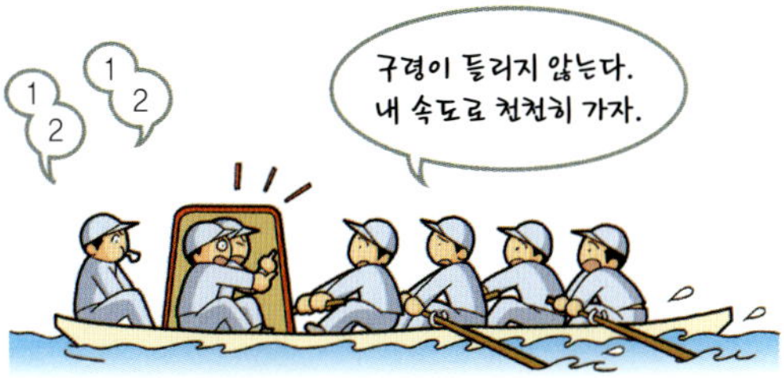
1 2
1 2
구령이 들리지 않는다.
내 속도로 천천히 가자.

완전방실차단의 심전도

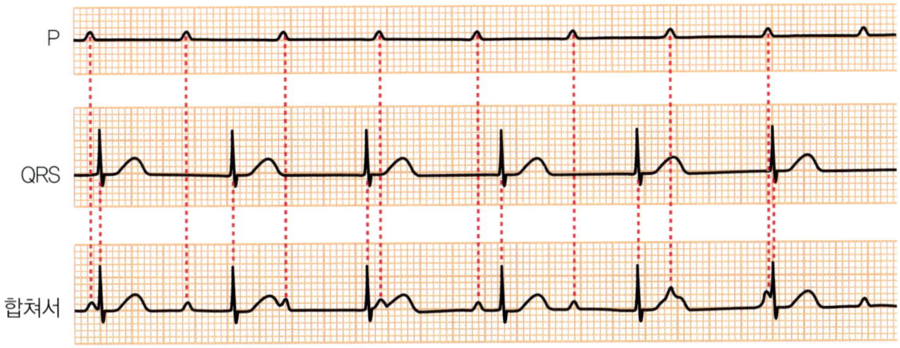

완전방실차단의 심전도(P와 QRS는 별개의 리듬)

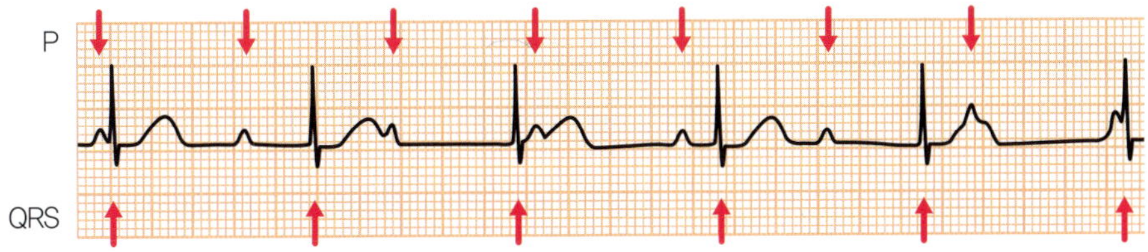

위험한 완전방실차단

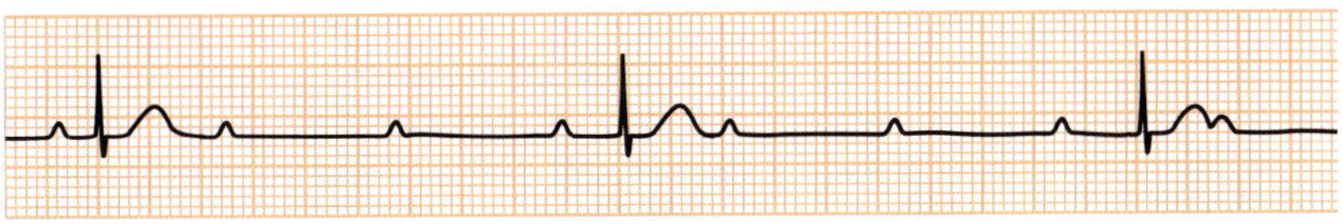

19 위험한 부정맥·주의해야 하는 부정맥

자, 여기에서 위험한 부정맥, 주의해야 하는 부정맥을 정리해 봅시다.

+ 치사성 부정맥life threatening arrhythmia : 방치하면 사망한다

① 심정지cardiac arrest

② 심실잔떨림(심실세동, ventricular fibrillation)

즉시 의사를 불러야 하나요?

아닙니다. 우선 환자에게 달려가서 심폐소생술(cardiopulmonary resuscitation; CPR)을 실시해야 합니다. 심장마사지cardiac massage가 필요해요. 그리고 소리 내서 직원이나 의사를 불러야 해요.

다음으로 치사성 부정맥으로 이행하기 쉬운 부정맥을 살펴 봅시다.

+ 치사성 부정맥으로 이행할 위험성이 높은 부정맥

① 심실빠른맥(심실빈맥, ventricular tachycardia)

② 굴기능부전[동기능부전; 이탈박동(보충박동)이 나타나지 않는 것, sick sinus]

③ 완전방실차단(하위의 자동능이 저하되어 있는 것, complete atrioventricular block)

이 중에서 심실빠른맥은 여러 가지 유형이 있어, 위험성이 적은 것도 있는데 폭이 넓은 QRS의 빠른맥을 발견하면 즉시 의사를 부르는 것이 좋아요. 그 외에는 다음과 같은 것이 있습니다.

+ 주의가 필요한 부정맥(처음 발견했을 때는 의사를 불러도 된다)

① 고도의 느린맥(완전방실차단, 모비츠 II 형 방실차단, 굴기능부전증후군, Af)

② 고도의 빠른맥PSVT, Af, AF

③ 악성 PVC(연속맥, short-run, 다원성 다발, R on T)

여기까지는 중요하니까 복습해 둡시다.

치사성 부정맥

심정지(cardiac arrest)

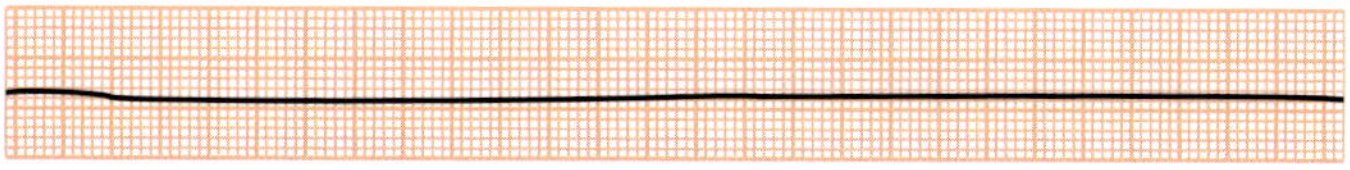

심실잔떨림(심실세동, ventricular fibrillation)

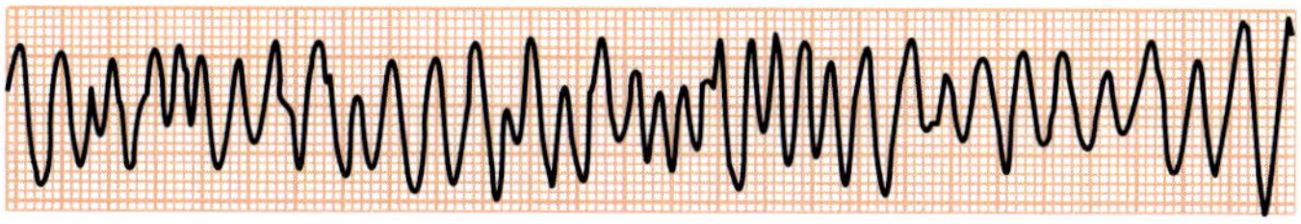

치사성 부정맥으로 이행할 위험성이 높은 부정맥

심실빠른맥(심실빈맥, ventricular tachycardia)

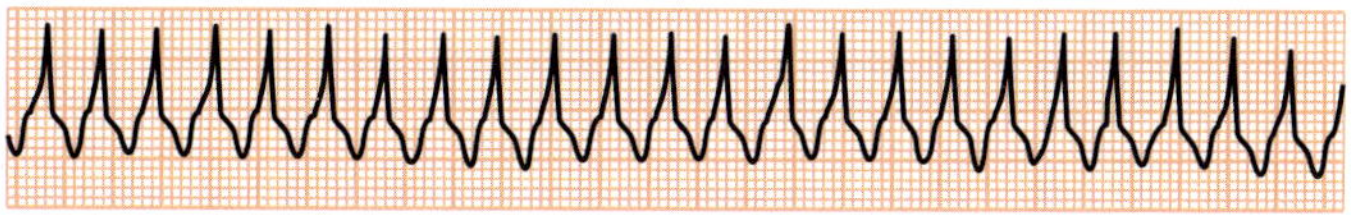

굴기능부전(동기능부전, sick sinus)

이탈박동(보충박동)이 나타나지 않음

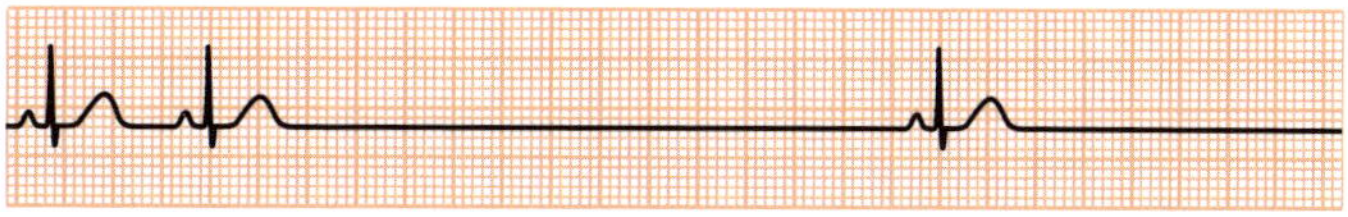

완전방실차단(complete atrioventricular block)

하위의 자동능(automaticity)이 저하

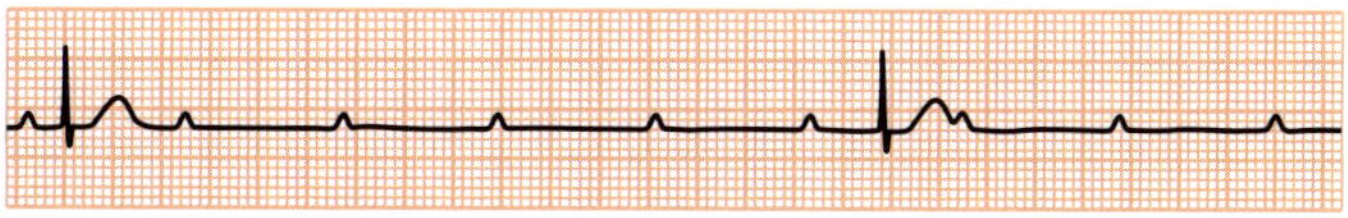

주의가 필요한 부정맥

고도의 느린맥(bradysphygmia)

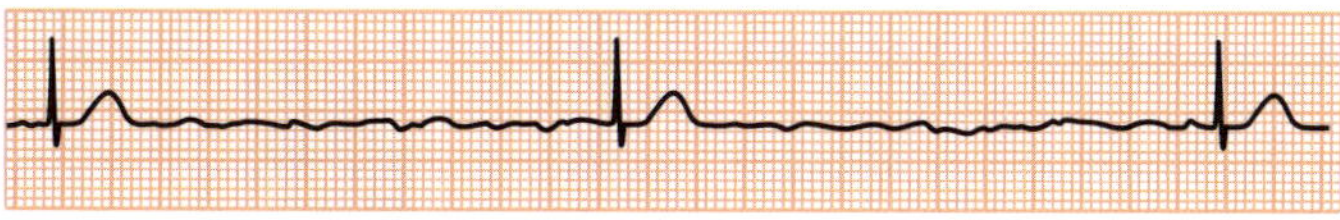

고도의 빠른맥(tachycardia)

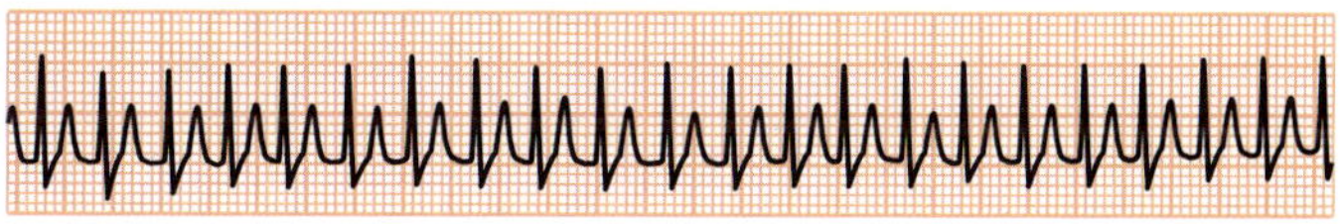

위험한 심실 주기외수축

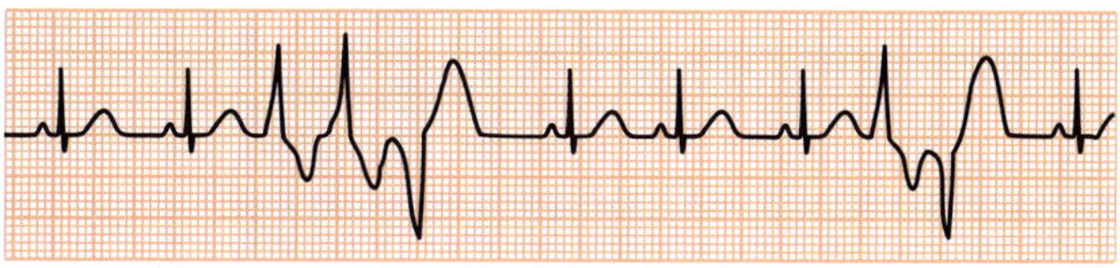

column 5

기록된 급성 심근경색

전날 환자에게 장착한 홀터 심전도의 결과를 보고 깜짝 놀랐다. 밤부터 ST가 상승하고 있었으며 아침에는 Q파도 나타났다! 급성 심근경색이 아닌가!

당황해서 환자를 부르자 가슴을 누르면서 "어제부터 계속 가슴이 답답하고 지금도 답답합니다. 그래도 답답할 때의 심전도가 기록된다면 진단에 도움이 된다고 선생님께서 말씀하셔서……."

아차! 내가 실수했다. 심계항진과 가벼운 흉부압박감을 호소했기 때문에 부정맥을 상정해서 그런 이야기를 한 것 같았다. 가슴통증이 지속되면 언제라도 즉시 검진을 받도록 이야기했을 텐데도, 환자는 발작 시의 심전도를 의사에게 보이려고 참고 있었던 것이다.

결과적으로 급성 심근경색 심전도의 시간경과에 따른 변화가 훌륭하게 기록되어 있었다. 다행스럽게도 이 환자는 큰일을 당하지는 않았지만 등골이 오싹하는 경험 중 하나였다.

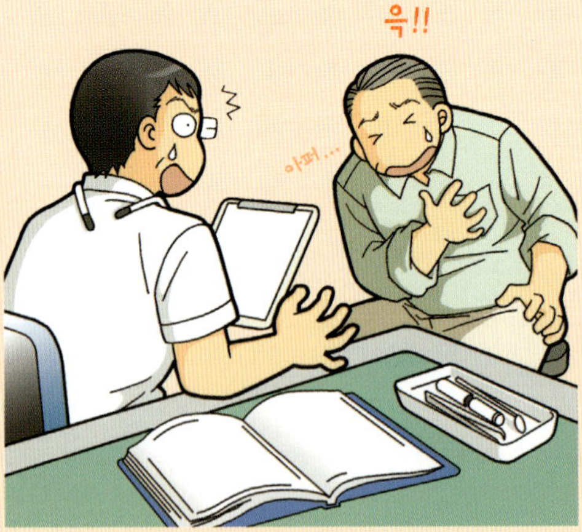

Chapter 6

기타 심전도

1 전해질이상electrolyte disorders

칼륨이상

전해질이상은 심전도에 독특한 변화를 일으키기 때문에 기억해 두면 좋습니다. 우선 혈청칼륨의 이상을 봅시다.

> 고칼륨혈증hyperkalemia : 높고 날카로운 T파
> 저칼륨혈증hypokalemia : 낮은 T파, U파의 증가

상세하게 말하면 여러 가지가 있지만 일상진료에서 볼 수 있는 범위에서는 이것만 알면 됩니다. 그러나 중요한 것이 한 가지 더 있어요.

> 저칼륨혈증에서는 부정맥이 증가

실제의 임상에서는 심실 주기외수축ventricular extrasystole이나 심방 주기외수축atrial extrasystole 등 부정맥의 증가로 저칼륨혈증hypokalemia이 발견되는 경우도 많아요. 특히 최근에는 이뇨제나 한방약의 남용에 의해 저칼륨이 된 사람이 많기 때문에 주의가 필요합니다.

물론 고칼륨혈증도 고도가 되면 심정지나 심실잔떨림(심실세동, ventricular fibrillation)을 일으킬 수 있기 때문에 간과하면 큰일납니다. 특히 신부전renal failure 환자는 주의해야 해요.

칼슘이상

다음은 칼슘입니다.

> 고칼슘혈증hypercalcemia : QT시간의 단축
> 저칼슘혈증hypocalcemia : QT시간의 연장

칼슘이상은 **QT시간의 변화**가 특징이라고 기억합시다. QT의 연장은 약물의 부작용 등에서도 종종 나타나기 때문에 주의가 필요해요.

칼륨이상

고칼륨혈증(hyperkalemia)의 심전도

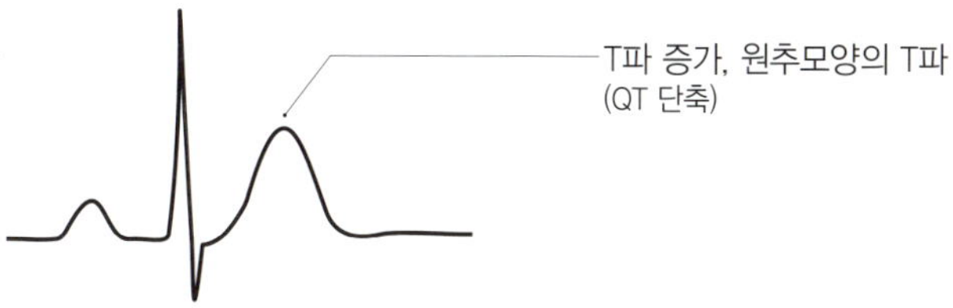

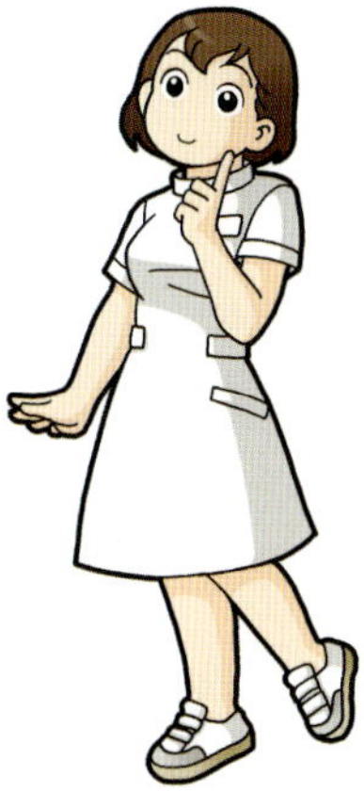

저칼륨혈증(hypokalemia)의 심전도

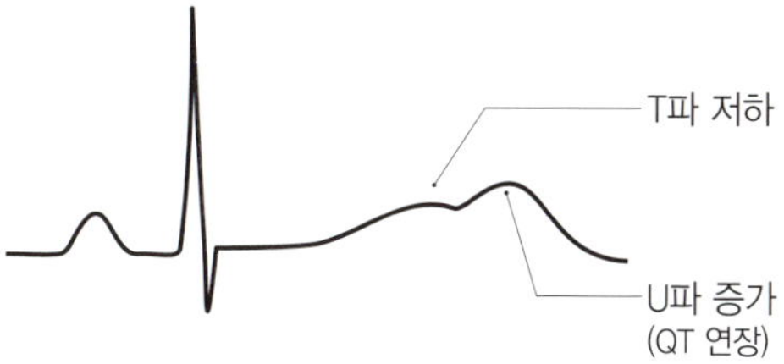

칼슘이상

고칼슘혈증(hypercalcemia)의 심전도

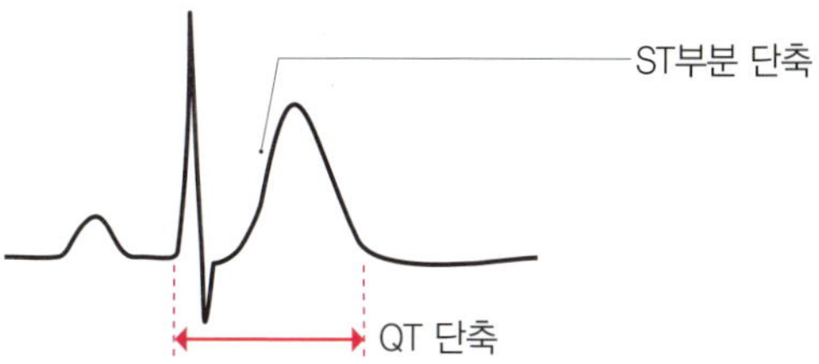

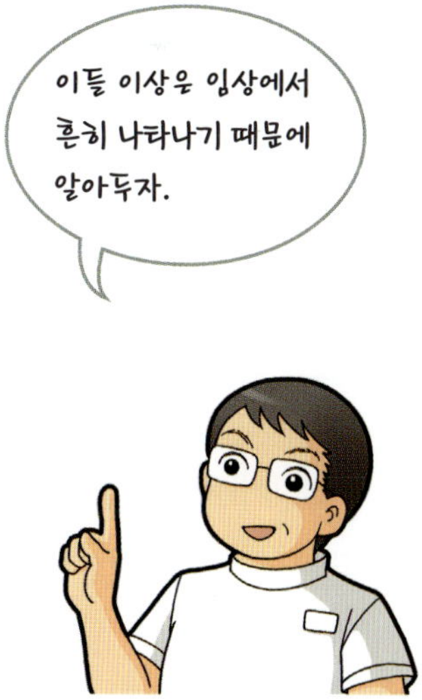

저칼슘혈증(hypocalcemia)의 심전도

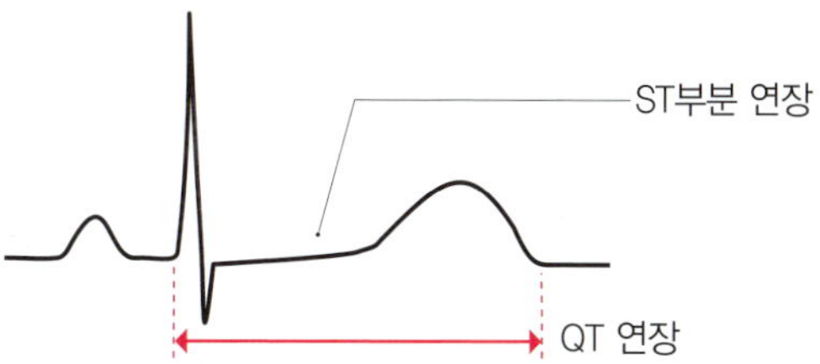

2 약물의 영향

디지탈리스digitalis

디지탈리스는 오래전부터 사용되던 약이지만 아직도 중요한 치료제입니다. 투여량을 조절하는 것이 약간 어렵긴 하지만요.
디지탈리스가 심전도에 미치는 영향을 살펴봅시다.

> 디지탈리스 효과 : ST 저하(쟁반 모양), PQ 연장, QT 단축, 느린맥
> 디지탈리스 중독 : 다양한 부정맥(차단, 빠른맥, 주기외수축 등)

'디지탈리스 효과'란 디지탈리스가 '효과가 있다'는 증거라고도 말할 수 있지만 환자에게 있어서는 투여량이 아주 적절한 경우도 있고 지나치게 많은 경우도 있습니다. 디지탈리스의 혈중농도blood concentration를 조사해 보면 되지만 환자의 자각증상subjective symptom도 중요해요. 특히 식욕부진, 메스꺼움 등의 위장증상이 있을 때에는 지나치게 많이 투여했을 가능성이 높아요. 또한 디지탈리스 약제를 복용하고 있는 환자가 여러 가지 부정맥을 나타냈을 때에는 디지탈리스 중독을 반드시 검사해야 합니다.

기타 약제

그 외의 다양한 약제들도 심전도나 맥에 영향을 미친다는 것이 알려져 있습니다. 모두 기억하기는 어렵지만 부정맥 환자를 보면 어떤 약을 복용하고 있는지 확인하는 것을 잊지 않도록 합시다. 다른 과나 다른 병원에서 처방을 받고 있는 경우도 있기 때문에 신경 써야 합니다.
p.151(한마디 메모)에 대표적인 약물을 나타냈는데 그중에서도 항부정맥제antiarrhythmic agent에는 QT연장이나 부정맥을 유발하는 것이 있기 때문에 주의합시다.

항부정맥제가 부정맥을 유발하나요?

혼동스럽겠지만 그러한 경우도 있을 수 있어요!

약물의 영향

디지탈리스가 심전도에 미치는 영향

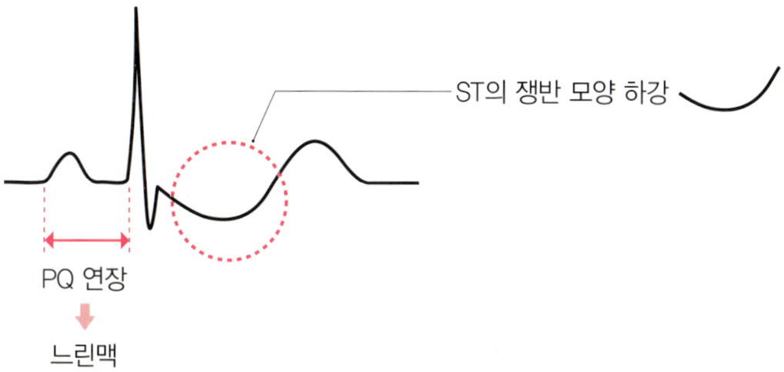

디지탈리스 중독의 심전도

다양한 부정맥

- 굴느린맥(동성서맥), 굴정지(동정지)
- 심실위, 심실 주기외수축~빠른맥
- 방실차단(Ⅰ~Ⅲ도)

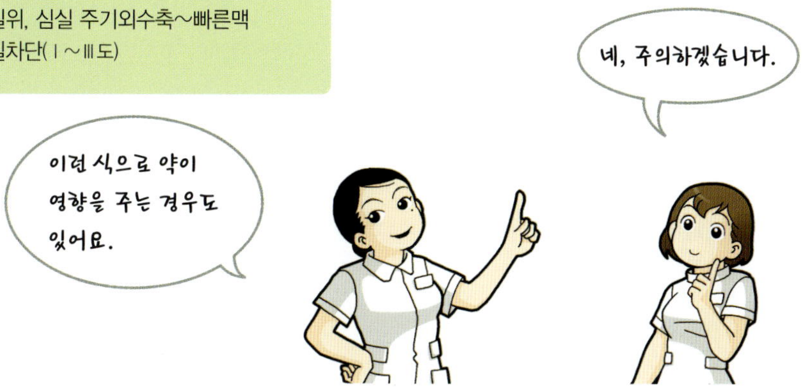
이런 식으로 약이 영향을 주는 경우도 있어요.
네, 주의하겠습니다.

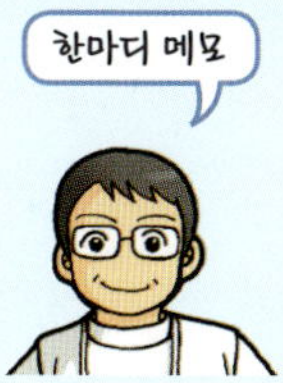
한마디 메모

주의해야 할 약물과 심전도(대표적인 것)

- 빠른맥을 일으키기 쉬운 약제
  - 혈압상승제, 이소프로테레놀isoproterenol, 아트로핀atropine, 부스코판buscopan 등
  - 기관지확장제, 갑상샘호르몬제, 향정신병약
  - 혈압강하제(칼슘길항제 등)
- 느린맥을 일으키기 쉬운 약제
  - 디지탈리스, 혈압강하제(β차단제, 딜티아젬 등)
- 부정맥을 일으키기 쉬운 약제
  - 디지탈리스, 항부정맥제, 향정신병약 등
  - 이뇨제, 한방약 등(⇦ 칼륨 저하)

3 박동조율기pacemaker

요즈음은 박동조율기를 이식한 환자도 많은데요.

박동조율기에 대해서는 책 한 권이 될 정도로 중요한 것이 많이 있지만, 여기에서는 기본적인 것만 공부하도록 합시다.

체외식 박동조율기external pacemaker와 이식형 박동조율기implanted pacemaker

느린맥bradycardia의 부정맥에서 긴급 시에는 우선 심박수를 확보하기 위해서 IVH와 같이 전극 카테터catheter를 넣어 조율pacing을 시작하는 경우가 있는데, 이것을 체외식 조율(일시적 조율)이라고 합니다.
이에 비해 박동조율기가 계속 필요한 경우에는 전극도관은 쇄골하정맥을 통해 우심실벽에 삽입하고, 전원은 국소마취를 한 뒤 빗장뼈(쇄골) 아래나 겨드랑이부위(액와부) 피부 아래에 넣어 두는데, 이것을 이식형 박동조율기(영구 박동조율기)라고 합니다.

박동조율기의 종류

조율pacing의 방법과 표현법은 별도로 공부하기로 하고 여기에서는 대표적인 3종류를 기억해 둡시다.

VVI : 리드 1개(심실) ⇨ 심실을 감지, 심실을 자극
DDD : 리드 2개(심방과 심실) ⇨ 양쪽 감지, 양쪽 자극
VDD : 리드 1개 ⇨ 심방을 감지, 심실을 감지 · 자극

조금 어렵긴 하지만 DDD는 생리적 조율이라고 하여 심방과 심실을 잘 조율할 수 있어, 응용하기 쉽기 때문에 대개는 이 형태를 이용합니다. 이에 비해 VVI는 심실만 조율할 수 있기 때문에 느린맥 심방잔떨림인 사람에게 많이 이용되며, VDD는 방실차단용의 특별한 박동조율기입니다.
체외식 박동조율기는 일반적으로 VVI형 작동이지요.

박동조율기pacemaker

체외식 박동조율기(external pacemaker)

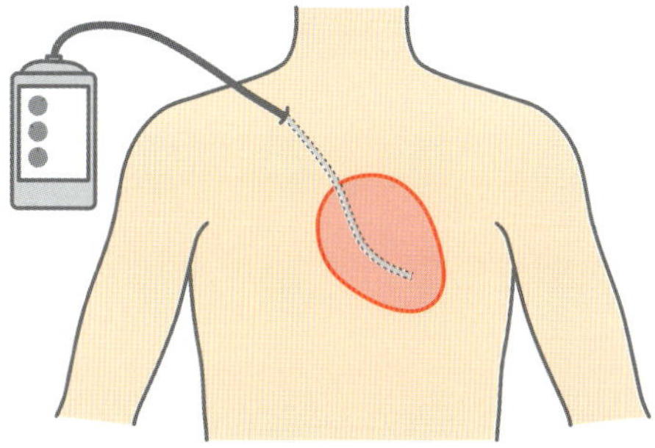

일시적 조율(pacing)

이식형 박동조율기(implanted pacemaker)

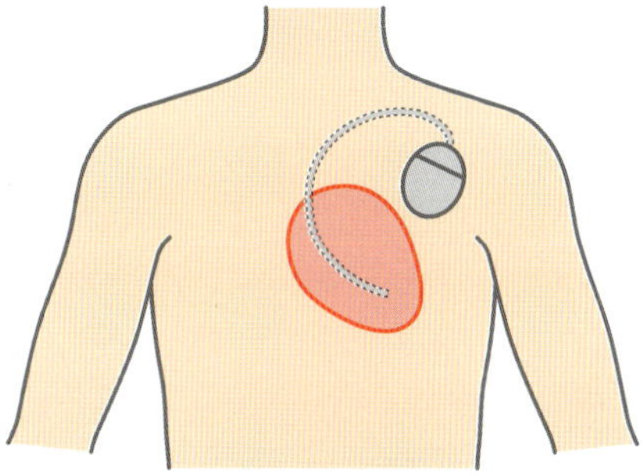

영구적 박동조율기

박동조율기의 종류

VVI

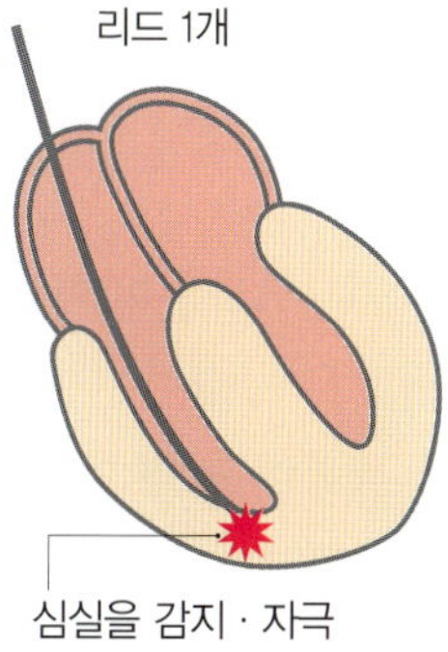

DDD

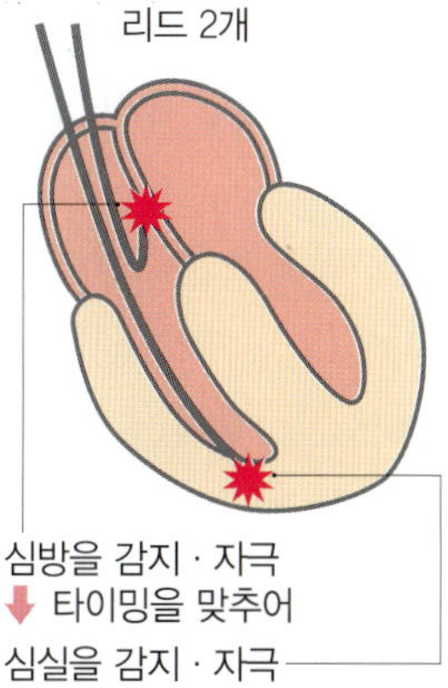

VDD

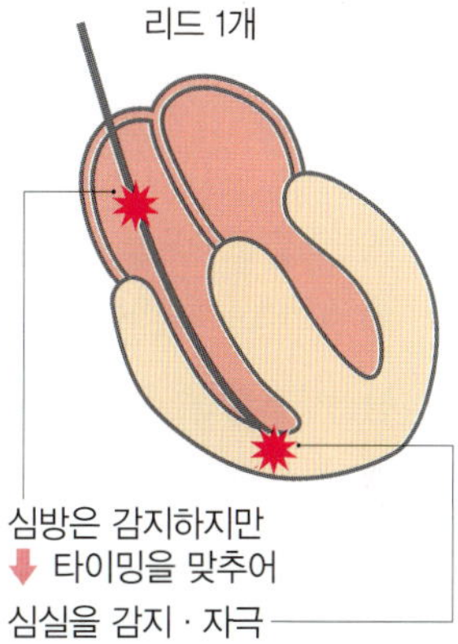

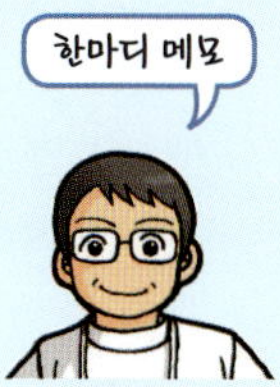

조율방식pacing mode을 표현하기 위한 부호(code)

VVI, DDD 등은 조율방식을 표현하기 위한 부호를 조합한 것이다. 각 문자의 의미는 다음과 같다.

- 첫 번째 글자 : 자극 부위

  A : 심방, V : 심실, D : 심방과 심실
- 두 번째 글자 : 감지 부위

  A : 심방, V : 심실, D : 심방과 심실
- 세 번째 글자 : 유형

  I : 억제형, T : 동기형, D : 억제/동기형, O : 고정형

4 박동조율기의 심전도

박동조율기pacemaker를 부착하고 있는 환자의 심전도를 찍을 때 어떠한 점을 주의해야 하는지 기억하고 있나요?

'햄 · 근전도필터'를 'OFF'로 하는 것입니다(p.34 참고).

그렇지요. 필터를 'OFF'로 하면 박동조율기의 자극전류를 날카로운 바늘 모양 스파이크spike로서 볼 수가 있습니다. 이 스파이크와 심전도의 대응을 보면 박동조율기의 작동 상황을 알 수 있어요.

조율부전의 심전도

정상 조율인 경우에는 스파이크에 이어서 P 또는 QRS가 나타나지요. 만일 스파이크만 나타나고 그 다음에 심전도가 반응하지 않는다면 우선 조율부전을 의심해야 합니다.

예를 들면 '매분 60회로 설정된 박동조율기인데도 맥박수pulse rate가 40회 밖에 되지 않거나, 심전도에서는 스파이크가 매분 60회로 규칙적으로 나타나는데도 QRS는 이것과는 완전히 별개로 40회'일 때에는 리드 위치의 불량이나 역치의 상승에 의한 조율부전을 강하게 의심해야 합니다. 이러한 때에는 의사에게 연락을 하는 것이 좋아요.

수요demand와 센싱sensing부전

최근의 박동조율기pacemaker는 늘 심장 자체의 맥(자맥)을 감지하고 있습니다. 그래서 만일 설정 이하의 자맥밖에 없다면 조율하고 설정 이상의 자맥이 있다면 조율하지 않게 되어 있는데 이것을 '수요demand'라고 해요.

만일 감지가 나쁘다면 자맥이 충분히 있음에도 불구하고 조율이 나타나기 때문에 자맥과 스파이크가 부딪치거나 리듬을 불규칙하게 하는데 이것을 센싱부전이라고 합니다.

박동조율기pacemaker 심전도의 예

심실조율(VVI)

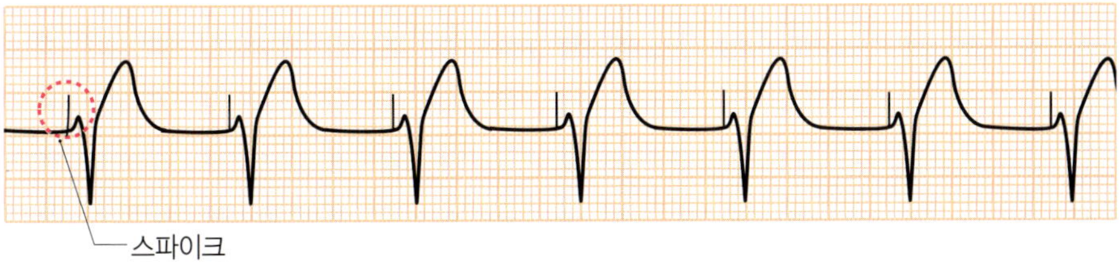

심방-심실 조율(DDD)

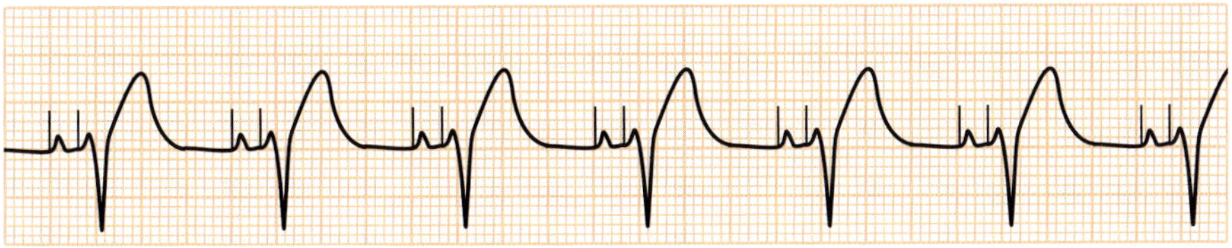

조율(pacing)부전

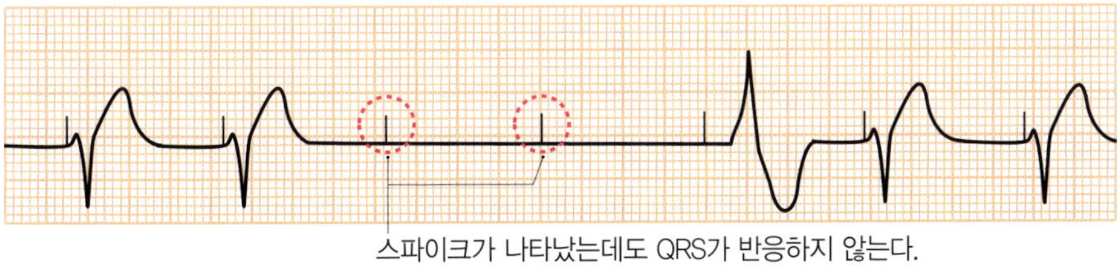

수요(demand)

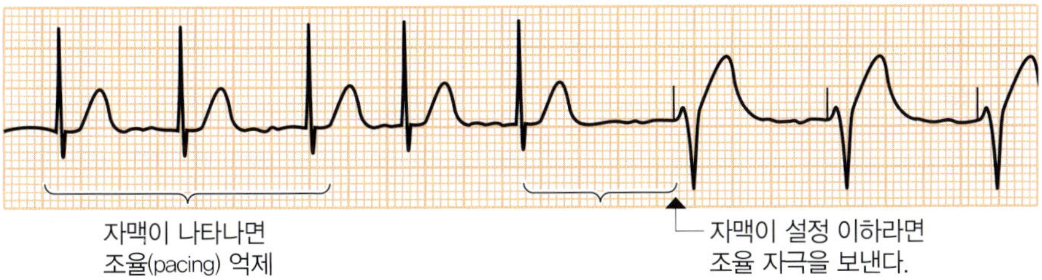

센싱(sensing)부전

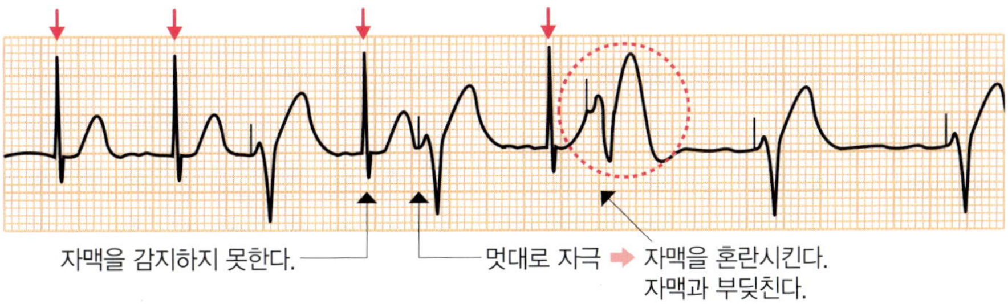

5 모니터 심전도 보는 법과 견해 ①

여러분의 병동에도 심전도 모니터는 있지요?

병실 환자의 모니터 심전도가 간호사실의 디스플레이에 표시되게 되어 있어요. 또 진찰실에서는 침상에서 모니터하는 것도 가능합니다.

그러면 모니터 심전도에서 무엇을 보면 될까요?

+ 모니터 심전도에서 주목해야 할 점

① 심박수heart rate

② 부정맥arrhythmia

③ ST 변화

심박수의 모니터

우선 심박수를 모니터하는 것은 심전도 모니터의 기본입니다. 하지만 몇 가지 주의해야 할 포인트가 있어요.

모니터 디스플레이에는 심전도 파형의 가로에 심박수 숫자가 표시되어 있는데 이 숫자를 그대로 믿으면 위험합니다. 예를 들어 QRS가 작거나 체위나 전극의 접촉 등으로 QRS가 변화했을 때에는 정확한 숫자가 나타나지 않고, 또 잡음이나 근전도electromyogram 등이 혼입되어도 안 됩니다.

또 한 가지 흔히 있는 유형에 2배 카운트가 있습니다. QRS와 T가 같은 높이일 때 양쪽을 모두 계산하기 때문에 심박수를 2배로 표시해 버리는 것이지요.

어떤 때라도 숫자만을 믿지 말고 심전도를 잘 보아야 합니다. 그리고 환자가 있는 곳으로 가서 실제의 심박수도 재 보아야 하고, 또 필요하다면 전극의 위치를 바꾸어 다시 붙여 보아야 합니다.

모니터 심전도

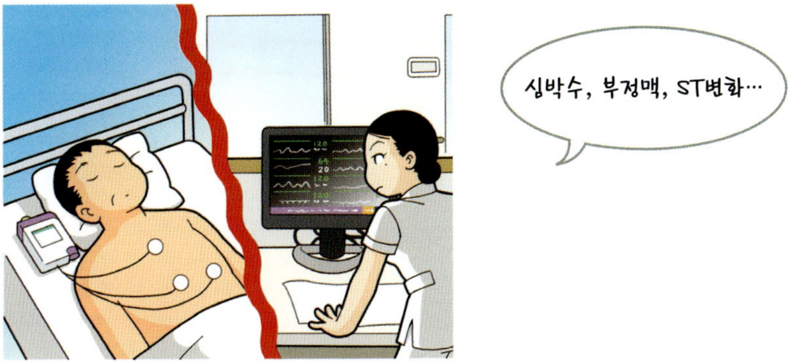

모니터 화면의 예(ECG 모니터)

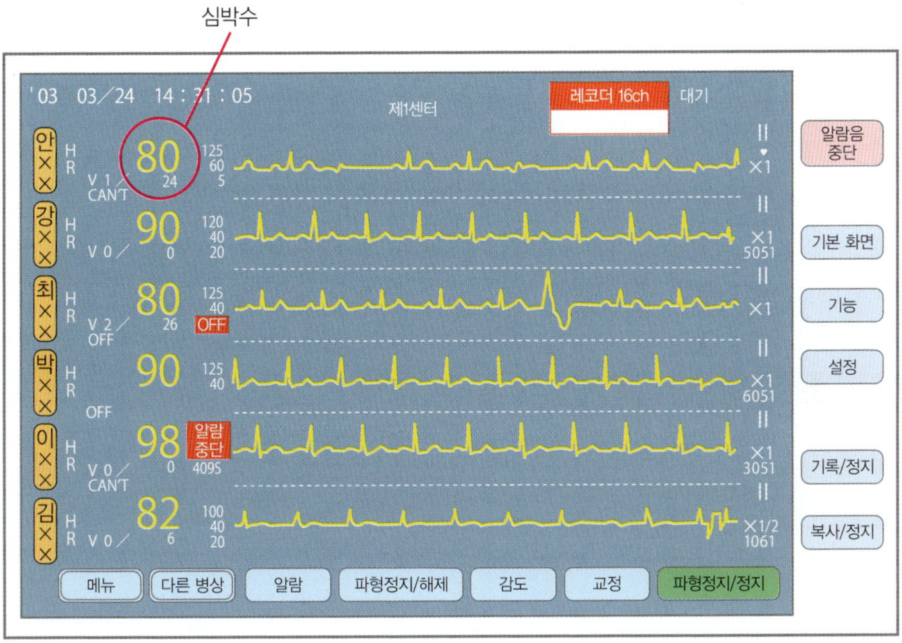

2배 카운트

150회/분

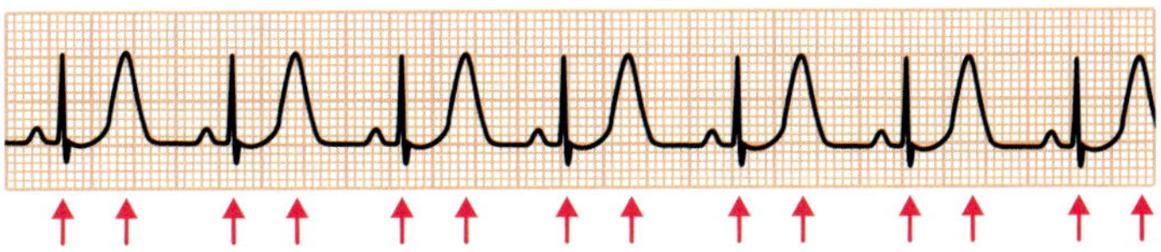

75회/분인데 T도 계산하여 2배인 150회/분이 되었다.

6 모니터 심전도 보는 법과 견해 ②

부정맥의 모니터

부정맥arrhythmia의 관찰은 모니터에서 중요한 포인트의 하나입니다. 앞에서 공부한 '위험한 부정맥 · 주의해야 하는 부정맥'을 빨리 발견하기 위해서는 심전도 모니터가 가장 좋아요.

최근의 모니터 장치에는 부정맥의 판별기능도 부착되어 있어 알람을 설정하면 부정맥의 발생을 자동적으로 알려주게 되어 있습니다. 이때에도 환자의 체동이나 전극불량 등으로 판별이 불안정해지기 때문에 주의가 필요해요. 역시 실제의 심전도를 자신의 눈으로 잘 보고 확인함과 동시에 환자의 상태를 관찰하는 것이 중요합니다.

그러고보니, 얼마 전에 심실잔떨림(심실세동, ventricular fibrillation)이라고 생각해서 병실로 뛰어갔더니 가족이 환자의 몸을 문지르고 있었어요.

모니터 심전도 불량의 원인과 대책을 오른쪽 페이지(p.159)에 제시했으니 참고하세요.

ST의 모니터

ST의 모니터는 특히 허혈성 심질환ischemic heart disease을 가지고 있는 사람의 재활 등에서 중요합니다. 다양한 부하가 걸렸을 때의 ST의 변화로 협심증angina pectoris의 진단이나 치료효과를 평가할 수 있어요. 이때 심전도의 변화는 일반적으로 II, III, aVF 나 V_5, V_6 등에서 잘 나타나기 때문에 모니터 전극을 부착하는 위치에도 주의하기 바랍니다.

오른쪽 그림(p.159, 'ST 변화를 보는 모니터 전극의 위치')에 나타난 위치에 전극을 부착하면 12유도 심전도(12-lead ECG)에서 기록한 파형과 비슷한 파형을 얻을 수 있기 때문에 참고가 되지요. 그러나 이것만으로는 불충분한 경우가 많기 때문에 가슴통증chest pain이 나타났을 때에는 12유도 심전도를 찍어 확인해 보아야 합니다.

심근경색myocardial infarction도 모니터에서 발견되나요?

우연한 기회로 입원해서 모니터를 부착했을 때 급성 심근경색을 일으키면 ST 상승을 알 수 있겠지만, 그런 일은 순환기과 병동에서는 드문 일이에요.

모니터상의 부정맥??

본래의 심실잔떨림(심실세동)

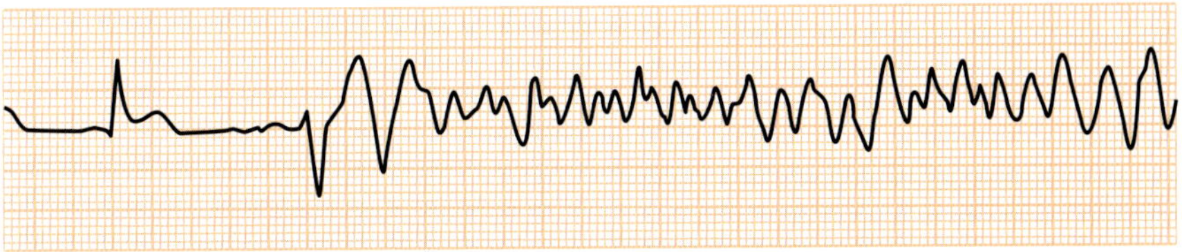

전극 불량과 체동에 의한 허상(artifact)

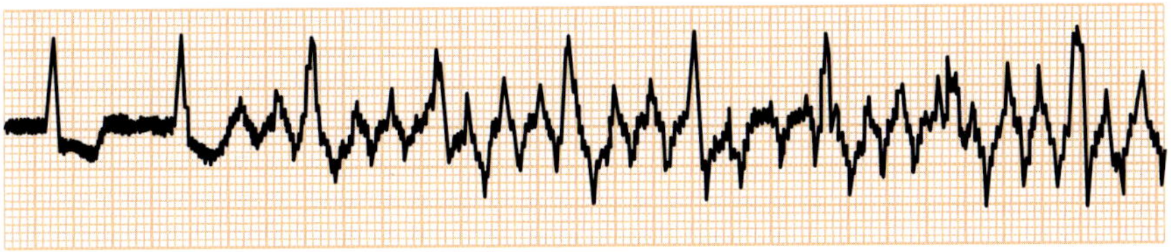

모니터 심전도 불량의 원인과 대책

- 교류파의 혼입 ⇨ 접지(earth)의 확인
- 근전도의 혼입 ⇨ 환자의 안정, 자극의 제거
- 전극불량 ⇨ 접속부의 확인
- 전극의 피부접촉 불량 ⇨ 피부의 청결, 전극을 교체해서 부착
- 전극 위치의 불량 ⇨ 전극을 교체해서 부착

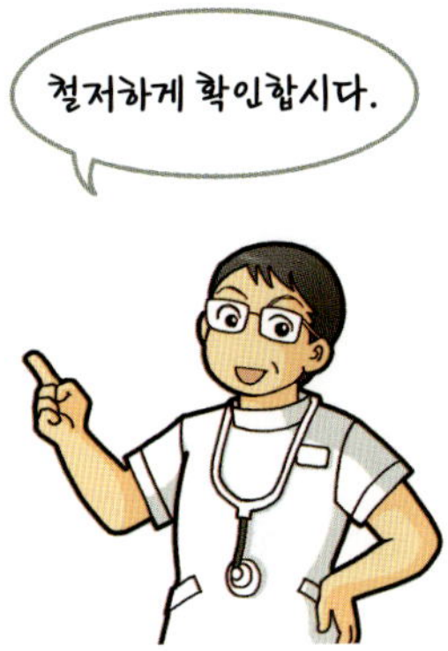

ST 변화를 보는 모니터 전극의 위치

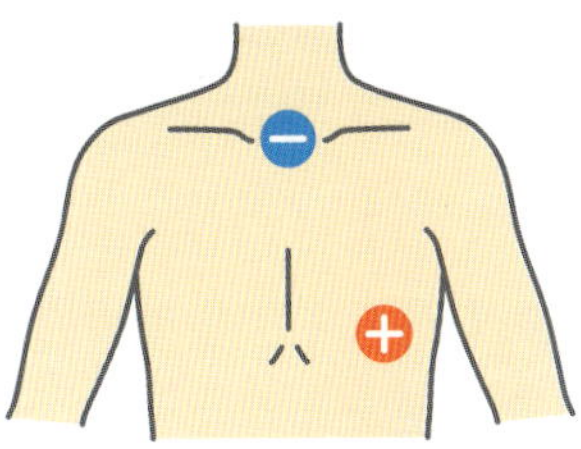

II, V_5의 파형과 유사

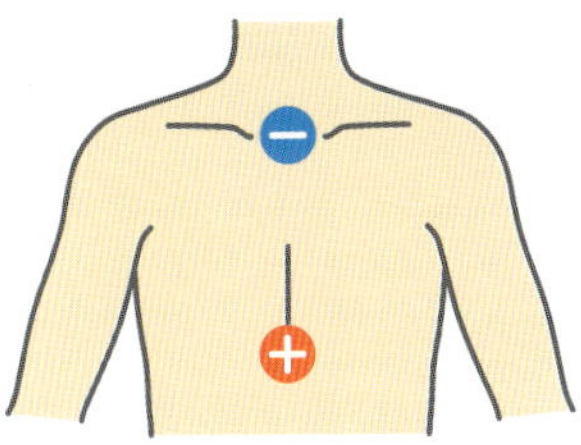

V_1의 파형과 유사

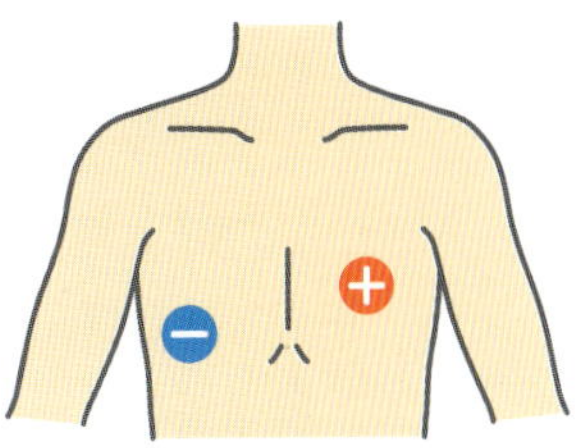

V_3의 파형과 유사

7 홀터 심전도 Holter's monitoring system

홀터 심전도(24시간 심전도)에 대해서도 대략적으로 알아 둡시다.

24시간 동안의 심전도를 기록, 재생해서 분석할 수 있는 장치입니다. 가슴에 실seal 모양의 전극을 붙이고 거기에서 얻어진 심전도를 기록장치에 보존하는 거예요. 최근의 기록장치는 작아서 벨트에 장착할 수 있을 정도이니까 검사하기도 편해졌어요. 홀터 심전도에서 관찰하는 것은 역시 모니터와 동일하며 주목할 것은 다음과 같습니다.

+ 홀터 심전도에서 주목할 것

① 심박수heart rate

② 부정맥arrhythmia

③ ST 변화

특히 심박수와 부정맥의 진단에 유용해요.

간호사가 주의할 점은 무엇인가요?

보통 홀터의 장착이나 해석은 검사 기사의 일이니까 간호사는 주로 장착 시의 생활지도를 해야 합니다.

홀터 심전도는 입원 중에 찍는 경우도 있지만 외래의 검사에서 특히 유용해요. 걷고 움직이고 먹고 자는 등 다양한 생활상황이나 부하상태에서 심전도를 볼 수가 있어요. 그래서 **평소와 동일한 생활**을 하도록 지도해야 해요. 홀터 심전도를 장착했다고 해서 집에서 하루 종일 누워 있는 환자도 있는데 그렇게 하면 의미가 없어요. 또 홀터 심전도의 좋은 점은 해석된 리포트를 볼 수 있다는 점이에요. 심박수에 대해서 말하면 최저, 최고, 평균 심박수 그리고 하루의 변동이 그래프로 나타납니다. 또한, 부정맥도 심실, 심실위 부정맥에 대해서 그 총수, 전체 맥박수에 대한 빈도, 일내변동diurnal variation 등을 리포트로 볼 수 있지요.

이러한 것들을 환자의 그때그때 상황이나 증상 등과 비교함으로써 진단에 도움이 되는 많은 정보를 얻을 수 있습니다.

홀터 심전도Holter's monitoring system

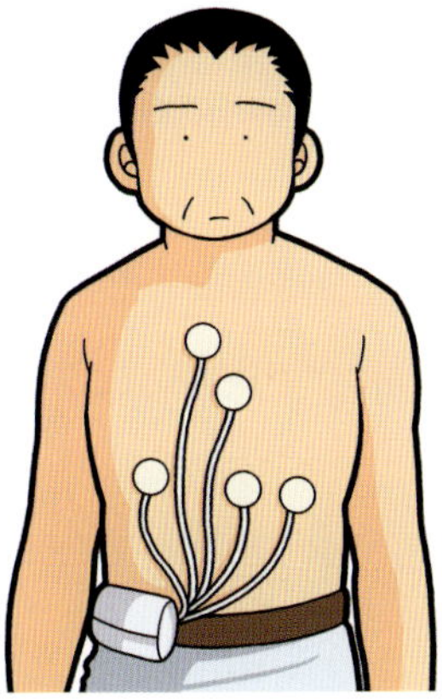

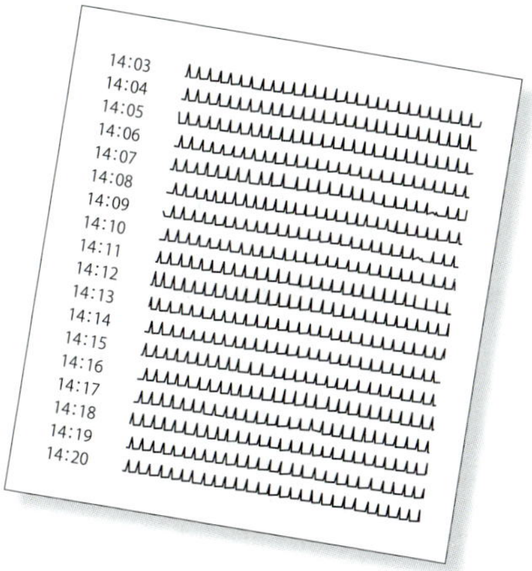

홀터 심전도 기록의 일례

기록

검사일 : 10/08/22
개시시각 : 15:54:00
기록시간 : 22:33:01
해석일 : 10/08/23

심박수

최고 : 119박/분(00:17 08/23)
최저 : 64박/분(04:47 08/23)
평균 : 84박/분

부정맥

◇총 심박수		: 112,190박
◇기본조율		: 111,833박 (99.68%)
◇심실 주기외수축	총 수 :	8박 (0.01%)
	단발 :	2박
	2연발 :	0회
	3연발 이상 :	1회
◇심실위 주기외수축	총 수 :	349박 (0.31%)
	단발 :	346박
	2연발 :	0회
	3연발 이상 :	1회
◇R–R 간격 연장 (2.0초 이상)	:	0회
◇Unknown	:	0박 (0.00%)

부정맥과 히스토그램(histogram)의 일례

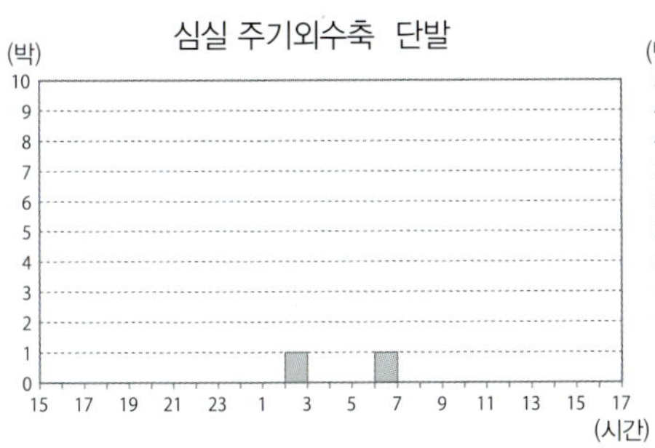

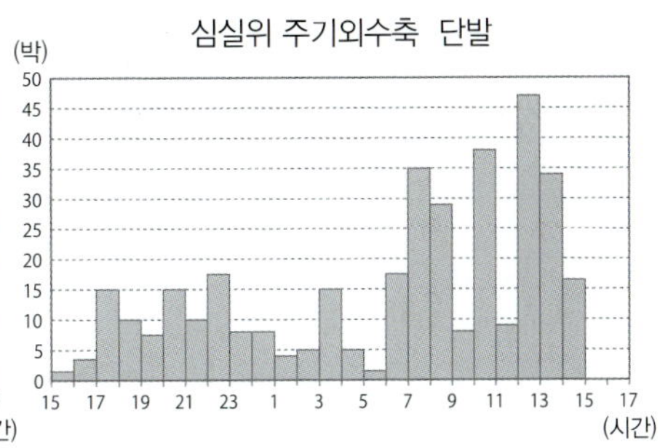

8 소아의 심전도

어린이는 어른의 축소판이 아니다

지금까지 공부한 내용은 주로 성인의 심전도 진단에 대한 것이었는데, 여기에서는 어린이의 심전도에 대해서 알아보기로 해요.

어른과 어린이의 심전도는 다릅니까?

"어린이는 어른의 축소판이 아니다"라는 것은 소아과에서 가장 먼저 배우는 것이지만 심전도에서도 성인의 심전도에 해당되는 것을 그대로 또는 단순히 축소해서 소아에게 적용시킬 수는 없어요.
우선, 정상이라도 소아와 성인은 다릅니다.

+ 소아 심전도의 특징

① 심박수heart rate가 많다.
② 오른심실 우위, 우축편위right axis deviation 경향
③ QRS가 크다.
④ 흉부유도chest lead에서의 음성 T
⑤ 굴부정맥(동성부정맥, sinus arrhythmia)이 많다.
⑥ 연령, 성장, 성별에 따라 다르다.

특히 축편위axis deviation나 큰 QRS 때문에 심실비대ventricular hypertrophy의 진단은 성인과는 기준이 다르고 또한 연령에 따라서도 변화하기 때문에 주의가 필요합니다. 고교생이라도 심전도만으로 간단하게 심실비대라고 하면 틀릴 수가 있지요.
하지만 부정맥에 대해서는 영유아이고 심박수가 많다는 것을 제외한다면, 다른 것은 같게 생각해도 됩니다. 주의해야 할 부정맥은 똑같기 때문이지요.
더욱이 소아과에서는 선천성 심질환congenital heart disease과 심전도의 관계도 매우 중요하지만 여기에서는 생략하기로 합시다. 흥미가 있다면 다른 책을 참고하기 바랍니다.

소아의 심전도

어린이는 어른의 축소판이 아니다.

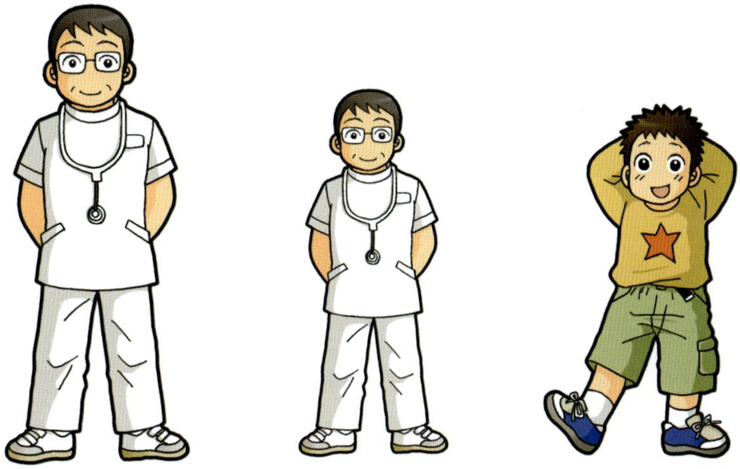

소아 심전도의 일례(4세, 여아)

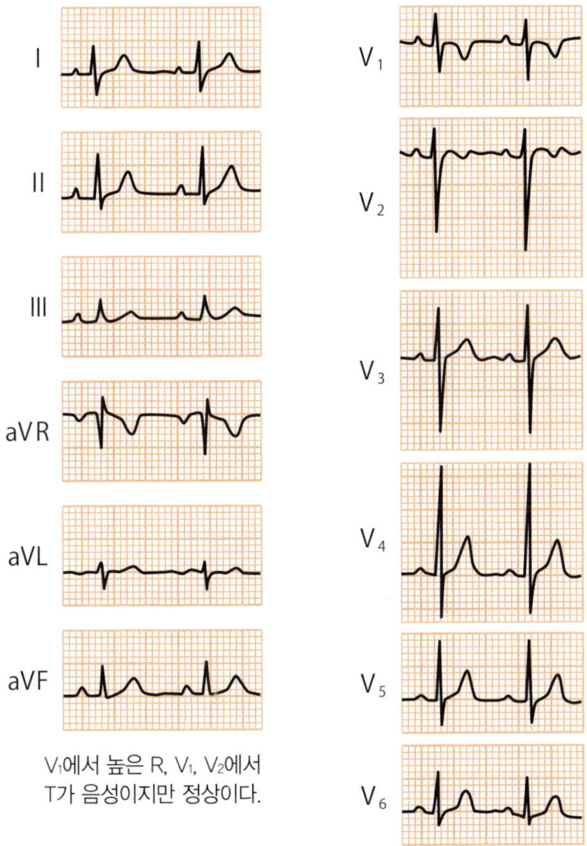

V1에서 높은 R, V1, V2에서
T가 음성이지만 정상이다.

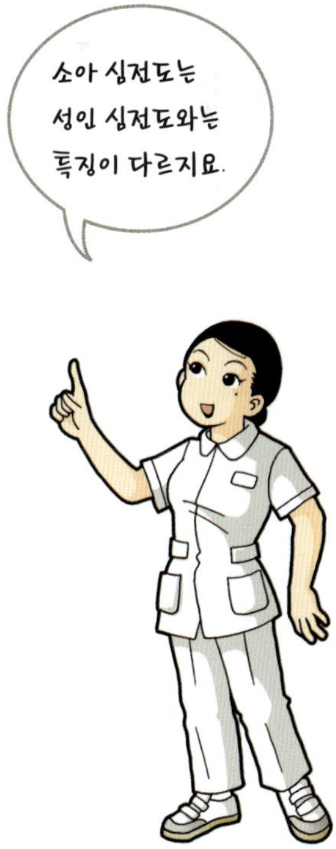
소아 심전도는
성인 심전도와는
특징이 다르지요.

column 6

심전도 모니터와 알람

간호사실의 중앙 모니터에서 알람이 '삐－삐－' 하고 계속 울리는데 간호사는 모르는 척하고 기록 작성에만 전념하고 있다.

"어차피 ○○씨는 화장실에 갔지요?"

이런 광경을 본 적은 없는가? 만일 정말로 심정지나 심실잔떨림(심실세동)이었다면 어떻게 할 것인가?

많은 환자들에게 모니터를 장착해 두면 대수롭지 않은 일인데도 여기저기서 알람이 울린다. 그래서 간호사도 그러한 상황에 익숙해져 알람이 울려도 신경을 쓰지 않는 것 같다. 이것은 매우 무서운 일이다.

위험을 신속하게 회피하기 위한 알람이기 때문에 늘 주의해서 귀를 기울이고 있어야 한다. 경우에 따라서는 정말로 필요한 사람에게만 알람을 설정하는 것도 고려해야 할 것이다.

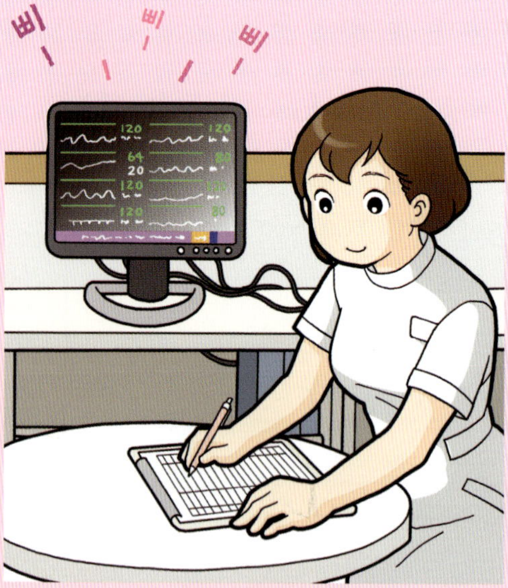

Chapter 7

임상에 활용하기

1 심전도 읽기 연습 ①

자, 심전도 공부도 거의 끝나가니까 이쯤에서 실제의 심전도를 함께 보도록 합시다. 심전도는 우선 어디부터 보아야 할까요?

글쎄요. 우선, **리듬은 거의 규칙적**이네요. 게다가 P-QRS-T가 모두 있고 더구나 **모두 똑같은 형태**이니까 **굴리듬**(동리듬, sinus rhythm)입니다.

그렇지요. **심박수**heart rate는 어느 정도 될까요?

R과 R의 간격이 큰 눈금으로 5개보다 약간 짧은데요. 그러면 60회/분보다 약간 많은 정도인가요?

약간의 호흡성 흔들림도 있지만 65회/분 전후이지요.

선생님, 알아낸 것이 있어요. QRS의 형태는 왠지 보통이 아니라고 생각했더니 폭이 넓고 특히 V_2에서는 톱니 모양이 되어 있어요. 이건 '**우각차단**right bundle branch block'이지요.

잘 이해했군요. 열심히 공부한 결과입니다.

선생님, 또 한 가지 V_1에서 R이 높아져 있어요. 이것은 정상이 아니에요. 법칙 1과 법칙 2에서 생각하면 심장의 오른쪽 방향에 강하고 큰 수축이 있기 때문에 이것은 오른심실비대right ventricular hypertrophy입니다.

이런, 서두르면 안 됩니다. 심실비대의 진단기준은 어디까지나 심실수축ventricular systole이 정상이고 원활할 때에만 유효합니다. 이와 같이 **각차단**bundle branch block **이 있을 때에는 심실비대라고 판정할 수 없어요**. 따라서 오른심실비대는 너무 급하게 생각한 것 같네요. 착안점은 좋았지만요.

네, 알겠어요. 그러면 III에서 Q파와 같이 보이는 것도 심근경색myocardial infarction이 아니고 차단에 의한 것이군요.

그렇지요. II나 aVF는 Q가 되지 않았기 때문입니다.

심전도 읽기 ①

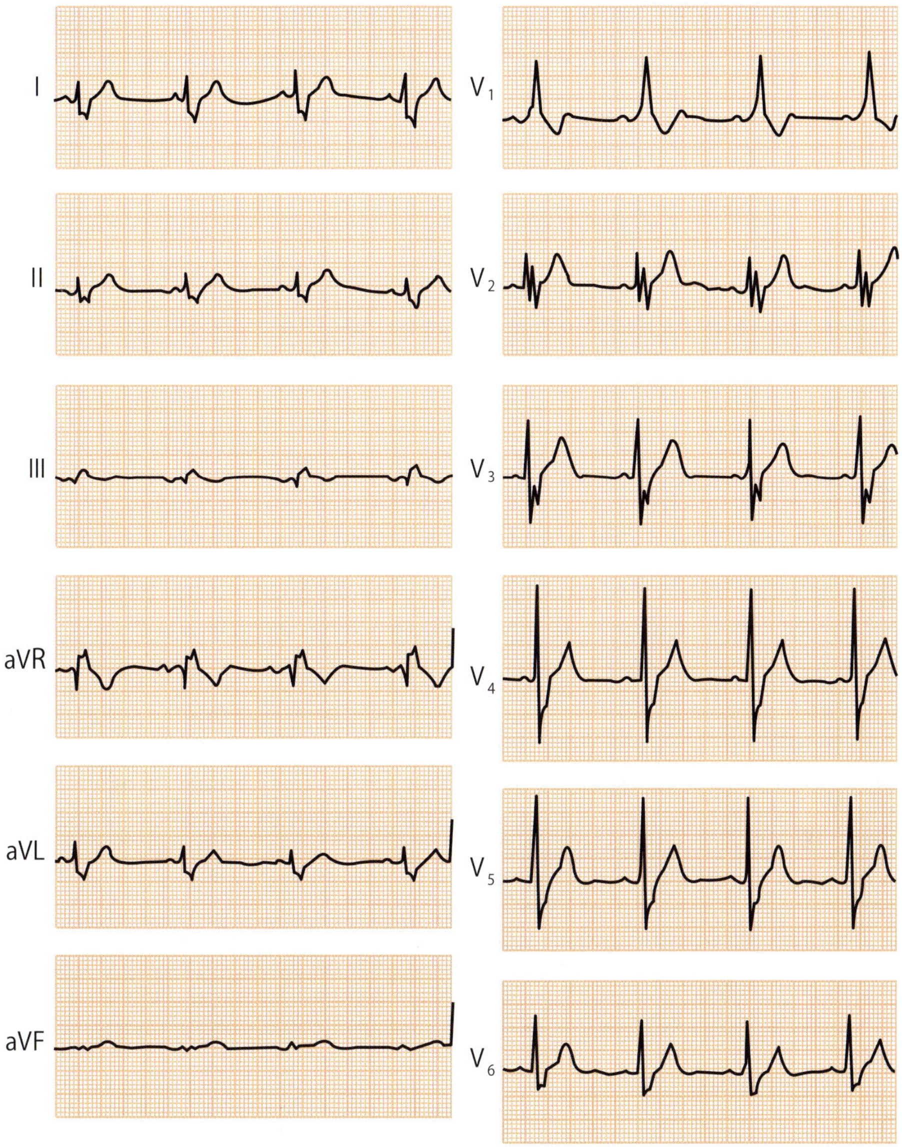

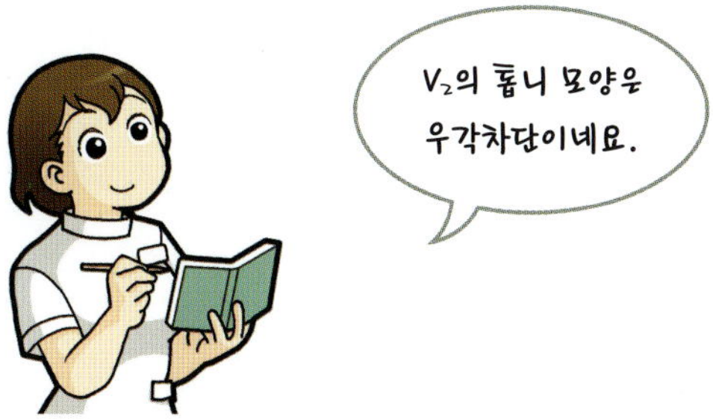

2 심전도 읽기 연습 ②

그럼, 다음 심전도를 볼까요?

우선, II 유도를 보면 P-QRS-T가 모두 있고 동일한 형태가 규칙적으로 나타나 있기 때문에 이것은 굴리듬(동리듬, sinus rhythm)입니다. 심박수는 RR 간격이 거의 4눈금이니까 약 75회/분입니다.

여기까지는 완벽하군요.

다음으로 III과 aVF에서는 ST가 저하되어 있어요. 그렇다면 협심증인가요?
하지만 I이나 aVL에서는 ST가 상승되어 있어요! 어려워요.

그렇군요. 하지만 먼저 흉부유도chest lead 쪽도 보기 바랍니다.

아, 이건 본 적이 있어요. **ST의 상승**입니다. **심근경색**myocardial infarction**의 급성기**지요. V_2, V_3, V_4에서 크게 상승하기 때문에 이것은 **전벽경색**anterior infarction이군요.

왼관상동맥left coronary artery 내림앞가지(전하행지, anterior descending branch)의 폐쇄입니다.

V_1, V_2, V_3에서는 **Q파**도 보이는 것 같아요.

그렇다면 시간이 조금 경과한 것인가요?

심근경색이 조금 진행되고 있는지도 모르겠네요. 이것은 사실 발병부터 4시간 정도 지난 심전도이기 때문입니다.
하지만 아직 긴급 카테터catheter로 재관류reperfusion 치료를 해야 하기 때문에 가슴통증chest pain을 호소하고 있는 환자 중에서 이런 심전도를 발견하면 바로 의사를 불러야 해요.

처음에 말씀하신 사지유도limb lead의 변화는 어떤가요?

심근경색으로 고도의 ST 상승을 동반한 예에서는, 경색 부위의 반대쪽에서는 반대로 ST가 저하되는 경우가 많아요. 또 I는 왼방향, aVL은 왼위방향(좌상방향)을 나타내는 유도이기 때문에 경색부로 당겨진 형태로 약간 상승되어 있지요. 어떠한 경우든 **ST 상승 부분에 주목**하기 바랍니다.

심전도 읽기 ②

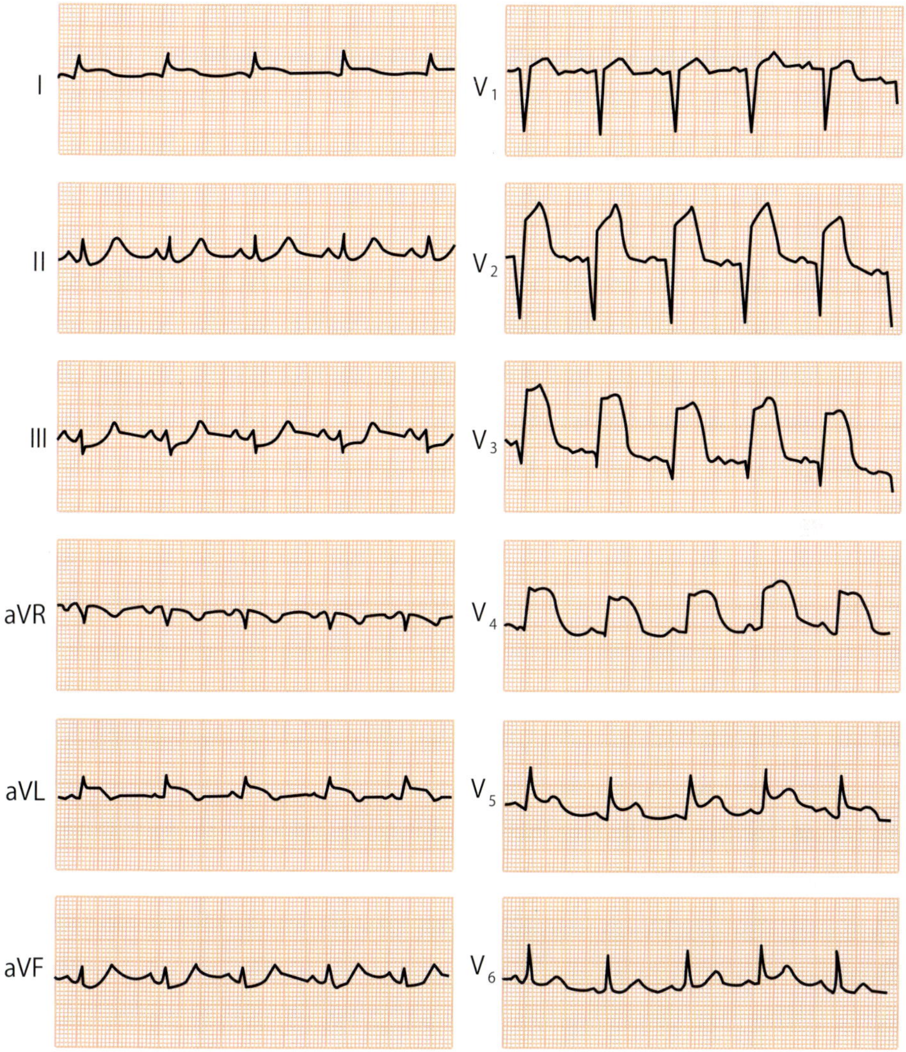

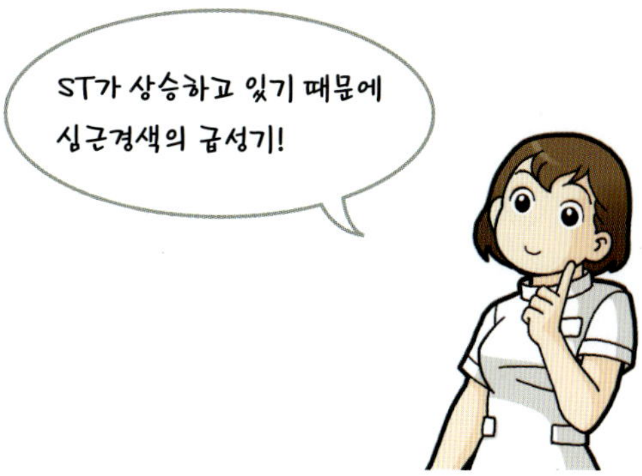

3 심전도 읽기 연습 ③

이번에는 **부정맥**arrhythmia에 대해서 연습하기로 합시다.
우선, (1)의 심전도를 봅시다.

이것은 QRS가 나타나는 리듬이 불규칙하군요. 하지만 나타나 있는 QRS는 폭도 좁아 정상이고, 모두 동일한 형태입니다. 그런데 P는 확실하지 않아요. 기선이 가늘고 흔들리고 있는 것처럼 보이는 부분도 있기 때문에 이것은 '**심방잔떨림**(심방세동, atrial fibrillation)'이에요.

맞았어요.

심박수heart rate는 R과 R의 간격을 보고 ….

그건 무리한 생각입니다. RR이 일정하고 규칙적일 때에만 사용할 수 있는 방법이지요. 실제로 세어보지 않으면 안 됩니다.
이번에는 (2)를 봅시다.

이번에도 QRS가 불규칙하지만 2개씩 나타나는군요. 그리고 P와 QRS−T가 모두 나타난 건 아니네요.

잘 보기 바랍니다. P에서 QRS의 간격이 1박, 2박으로 가면서 점점 넓어져서 3박째의 P 다음에는 QRS가 없어요.

이것은 **벤케바흐**Wenckebach**형의 AV 차단**입니다.

OK. 그러면 마지막 (3)을 보세요.

이것은 QRS가 규칙적으로 등장하고 있지만 상당히 느리군요.
상당히 느린맥bradycardia입니다. 40회/분 정도인가요?

P는 어떠한가요?

P는 80회/분 정도로 멋대로 나타나고 있어요. 그런데 P가 정확히 리듬을 내고 있는데도 QRS로 전혀 전달되지 않아요. 심실 쪽은 자신의 리듬으로 별도로 움직이고 있군요. 이것은 '**완전방실차단**complete atrioventricular block'입니다.

그렇지요. 이 환자는 결국 심장박동조율기pacemaker를 이식받았습니다. 이제 심전도 보는 법을 거의 이해한 것 같군요.

심전도 읽기 ③

심전도(1)

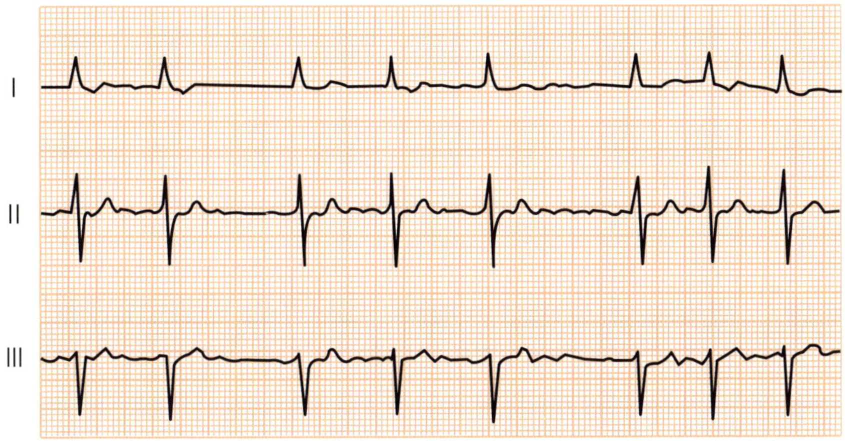

심전도(2)

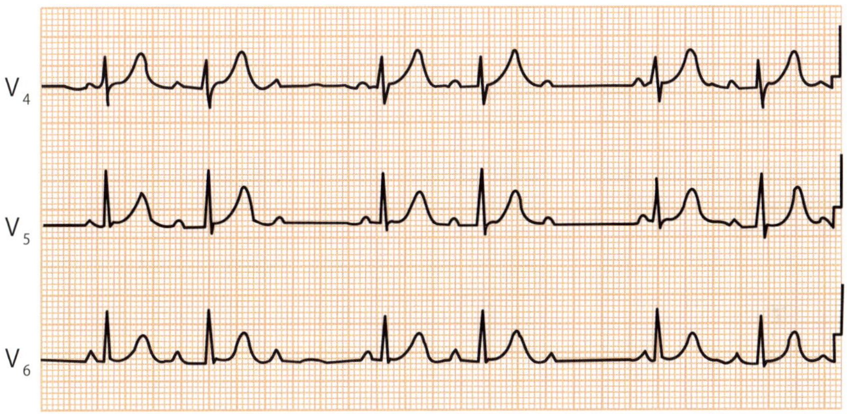

심전도(3)

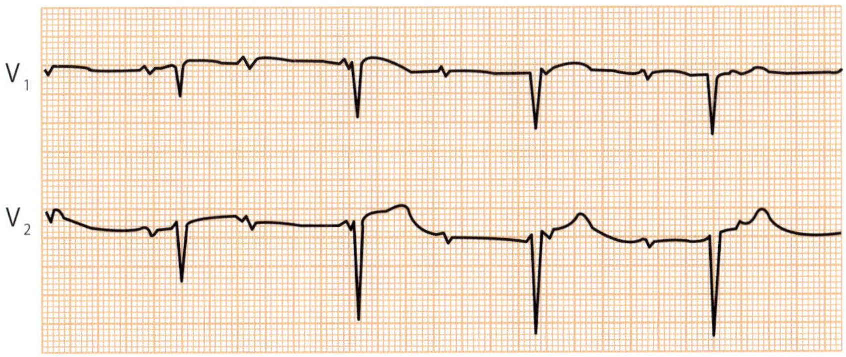

4 이상적인 전화 보고

자, 심전도 공부도 이제 끝날 때가 되었으니까 처음에 읽은 '이상적인 전화 보고'를 함께 다시 읽어봅시다. 의미를 알 수 있나요?

네, 처음에 읽었을 때와는 전혀 달라요.

우선, ❶ 인사와 자기소개, 소속병동을 잊지 않도록 합시다. 한밤중에 전화를 받은 당직 의사의 기분도 생각해 보아야 해요.

다음으로, ❷ 어떠한 환자인지 대강 설명을 합시다. 의사도 환자 전부를 기억할 수는 없으니까. 다음은 간호사가 자신 있는 부분입니다. 처음에 ❸ 증상에 대한 설명인데, 언제부터 어떠한 증상이 나타났는지 중요한 부분을 정리해서 보고합니다. 이 전화에서는 ❹ 니트로글리세린nitroglycerin의 효과에 대해서 보고하고 있는데, 니트로글리세린이 정말로 효과가 있을 때에는 대부분 5분 이내에 효과가 나타나기 때문에 시간경과도 중요해요.

그리고 심전도를 찍기 전 ❺ 환자의 상태, 즉 혈압, 맥박, 호흡, 의식상태 등의 생명징후vital sign는 최소한의 필요한 정보입니다.

그리고 나서 심전도를 보아야 합니다. 우선, ❻ 모니터를 보고 위험한 부정맥arrhythmia이 없다는 것을 확인합니다. '굴리듬(동리듬, sinus rhythm)', 'short run', 'run' 과 같은 단어도 이제는 알 수 있겠지요?

❼ 마지막으로 12유도입니다. II, III, aVF에서 ST가 상승한다는 것은?

급성 심근경색myocardial infarction! 하벽입니다. 발병했을지도 모르겠네요.

맞았어요. 전화에서는 ❽ 입원 시의 심전도와 비교하고 있는데 이것도 좋은 방법이에요. 심전도 진단의 3단계까지 이해한 다음에 2단계, 즉 정확하게 표현하기 때문에 의사에게 잘 전달되는 것입니다.

이상적인 전화 보고

❶ 여보세요, 선생님이세요? 밤 늦게 죄송해요.
2층병동의 간호사 ○○입니다.

❷ 오늘 아침, 협심증이 의심되어 검사받기 위해 입원한 A씨인데요.

❸ 11시경부터 가슴이 답답하다고 해요.

❹ 지시에 따라 니트로글리세린nitroglycerin을 설하투약(혀밑투약, sublingual medication) 했는데 15분 경과해도 효과가 없고 식은땀을 흘리면서 괴로워하고 있어요.

❺ 혈압은 140mmHg의 75mmHg이고 맥박은 75회/분인데 부정맥이에요.

❻ 모니터에서 보기에는 기본 리듬은 굴리듬(동리듬, sinus rhythm)이고, 심실주기외수축PVC이 산발해 있지만 short run이나 run은 없는 것 같아요.

❼ 12유도를 찍어 보았더니 II, III, aVF 에서 ST가 10mm 정도 상승해 있어요.

❽ 입원 시에 찍은 심전도에서도 ST가 약간 상승해 보였지만 지금은 그에 비해 뚜렷하게 상승해 있어요.
선생님, 어떻게 하면 될까요?

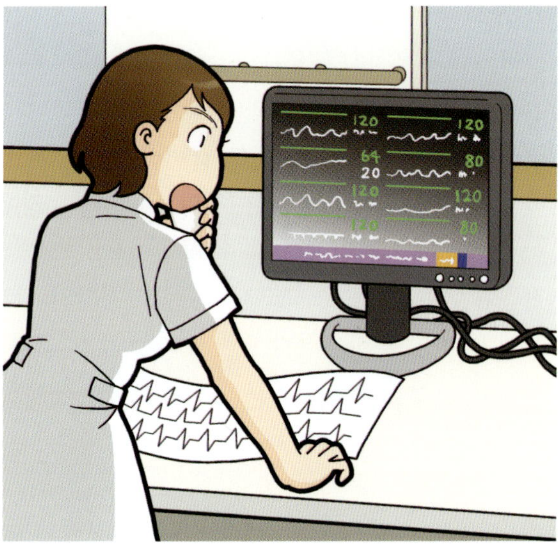

5 의사를 기다리는 동안에 간호사가 할 수 있는 것 ①

이제, 심전도는 어느 정도 읽을 수 있으니까 한 가지 더 익혀두도록 합시다. 심근경색myocardial infarction, 협심증angina pectoris, 위험한 부정맥arrhythmia을 판단해서 의사에게 전화한 다음, 의사를 기다리는 동안에 간호사가 할 수 있는 일은 무엇일까요?

가장 중요한 것은 역시 환자의 관찰이지요.

환자를 관찰하는 체제 만들기

그렇습니다. 심질환의 경우는 짧은 시간에 상태가 변화하는 일이 적지 않고, 또 그것이 생명과 관련된 경우도 많습니다.

그래서 **환자의 상태를 계속적으로 관찰할 수 있는 체제**를 만드는 것이 중요하지요. 환자의 위험도가 높을 때에는 늘 한 사람이 옆에 있다가 생명징후vital sign 등을 점검하는 것이 좋기 때문에 인원 확보도 가끔 필요하고, 또 **침상에 모니터**가 필요합니다.

위험도가 높지 않다고 판단되어도 최소한 누군가가 계속 관찰할 수 있도록 **심전도 모니터**를 장착하고 설정해야 합니다.

그렇다면 간호사실 옆에 있는 관찰실에 데리고 오면 문제가 없겠군요.

그러나 그렇게 하려면 주의가 필요해요. 심근경색이나 부정맥에서는 침대 이동의 부하만으로도 환자의 상태가 급변하는 경우가 있기 때문에, 이동에 관해서는 의사와 상담해서 허가를 받는 것이 무난해요. 경우에 따라서는 의사를 기다렸다가 함께 이동하는 것이 안전할 수도 있어요.

잔떨림제거(제세동, defibrillation) 등의 처치가 필요할 때는 같은 방의 환자를 이동하게 해서 방을 사용하기 편하게 하는 것도 고려할 수 있어요.

알겠어요. 주의하겠습니다.

혼자서 할 수 있을까?

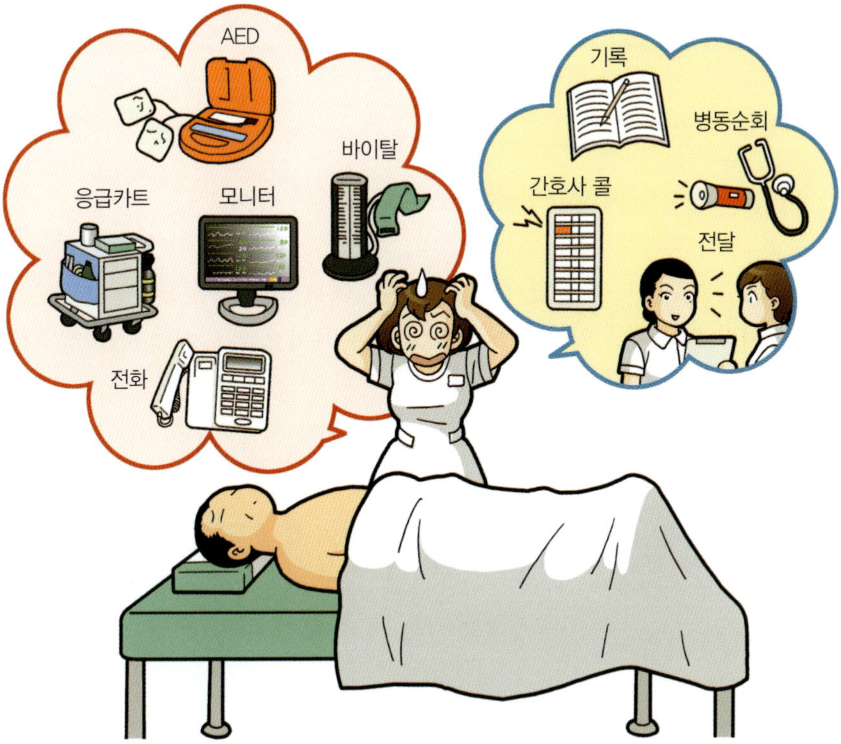

도움을 요청하는 것도 중요!

어디에 있는지 알고 있는가?

긴급 시에 당황하지 않기 위해서

- 의사, 직원의 전화번호 리스트
- 각종 매뉴얼
- 응급 카트(emergency cart)
- 기관삽관 세트, CV 세트
- 기기의 보관장소
  심전계(electrocardiograph)
  잔떨림제거기(제세동기)/AED
  모니터
  인공호흡기(ventilator) 등
- 자료의 보관장소
  오래된 심전도
  X선 등

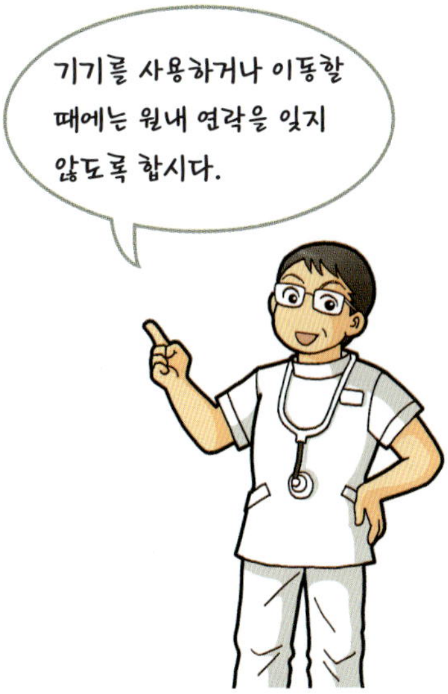
기기를 사용하거나 이동할 때에는 원내 연락을 잊지 않도록 합시다.

6 의사를 기다리는 동안에 간호사가 할 수 있는 것 ②

치료기재의 준비

다음으로는 치료에 대비한 준비도 해두는 것이 좋아요.
우선 응급 카트emergency cart인데, 이것은 응급처치에 필요한 마스크나 삽관 cannula 세트 그리고 응급에서 사용하는 대표적인 약제를 모두 모아 놓은 것이지요. 어느 병동에나 있지만 이것을 가까이 가지고 와서 내용물을 정기적으로 점검해두는 것도 잊지 않도록 합시다.
또 잔떨림제거기(제세동기)나 AED(자동 체외식 제세동기)도 가까이 가지고 와서 즉시 사용할 수 있도록 해두어야 합니다.

마스크나 코를 통해서 산소를 공급하는 것이 좋은가요?

이산화탄소혼수carbon dioxide narcosis와 같은 특수한 상태 외에는 소량을 투여하는 것이 좋다고 생각하는데 상황에 따라 의사와 상담하는 것이 좋아요.

정보의 정리

간호사로서 중요한 것은 정보의 정리입니다. 주치의라도 환자의 최근 상태를 모두 파악하고 있는 것은 아니며, 더욱이 당직의사에게는 환자의 정보가 매우 중요해요. 진료카드를 보면 알 수 있는 것도 있지만 어떠한 환자이며 언제부터 어떤 치료나 약물투여를 받고 있는지? 특히 최근의 환자 상황이나 현재 상태에 이르기까지의 경과는 어떠했는지? 이러한 것들을 신속하고 정확하게 알려줄 수 있도록 준비해두기 바랍니다.
가능하면 최근의 심전도, 영상, 검사결과 등도 즉시 볼 수 있도록 제공하면 도움이 될 거예요.

네, 열심히 하겠습니다.

응급 카트emergency cart 상비품

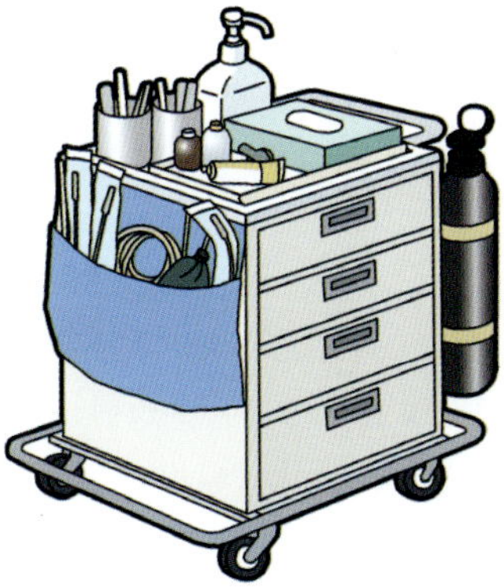

- 주사기
- 주사침
- 수액 세트
- 산소마스크
- 앰부주머니(Ambu bag)
- Air way
- 기관튜브
- 기관삽관 세트
- 흡인 튜브
- 소독 용구
- 장갑
- 마스크
- 가운
- 응급용 약제
- 수액제제
- 헤파린
- 라이트
- 핀셋
- 가위, 메스
- 코커(Kocher) 겸자 등
- 반창고 류
- 위관 튜브

철저하게 준비하고 침착하게 대처하자

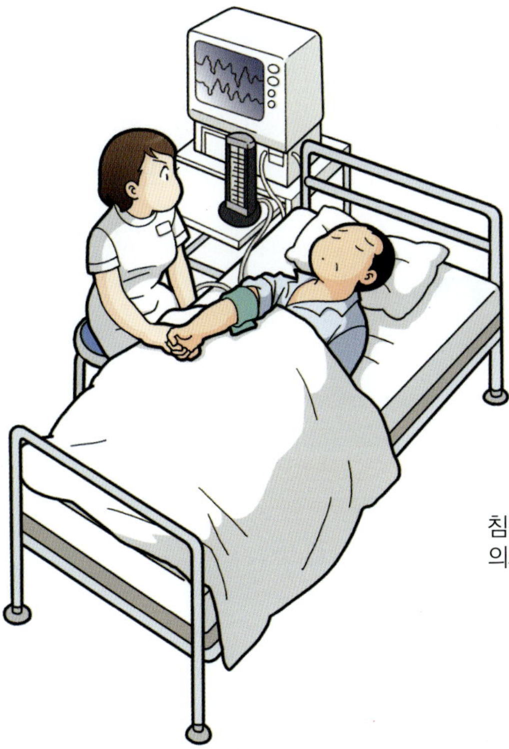

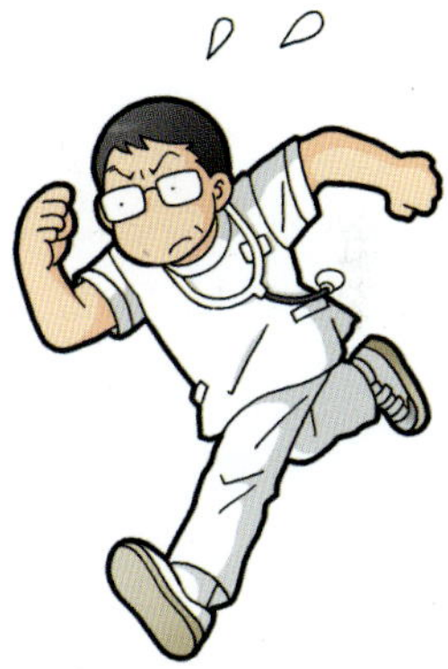

침착하게 환자를 관찰하면서
의사를 기다리자.

7 미래의 간호사에게 요구되는 것

마지막으로 '앞으로 간호사가 알아두어야 할 것'에 대해서 이야기하고 싶습니다.

간호의 전문화에 대응하자

"간호사는 간호사밖에 할 수 없는 일을 한다"는 방향은 이미 분명한 사실이지만 더욱 전문화되어 **전문 간호사**advanced practice nurse 제도가 시행되고 있어요. 간호사도 스스로 판단할 힘을 요구받는 시대이기 때문에 **심전도**에 대해서도 **전문화에 대응하는 지식과 기술**의 하나로 의식해서 공부하는 것이 중요합니다.

간호사의 책임도 생각하자

의료과오는 최근 큰 문제가 되고 있습니다. 얼마 전까지만 해도 모든 것이 의사의 관리책임이었고 간호사의 책임을 묻는 일은 거의 없었지요. 그러나 최근에는 간호사의 실수로 판명되어 간호사가 기소되는 사례도 많아지고 있어요.
예를 들어 부정맥 등이 의심되어 모니터를 장착하고 있는 환자의 이상을 놓치는 경우가 있다면 간호사의 책임도 물을 수 있을 것입니다. **간호에서의 책임**도 생각해야 할 문제이지요.

기본은 환자 중심의 의료

가장 중요한 것은 **의료와 간호의 중심은 환자**라는 것입니다. 특히 간호사는 의사보다 환자에게 한 걸음 더 가까운 곳에 있다는 점이지요. 심전도나 의료기기, 검사나 데이터도 중요하지만, 늘 환자를 인간으로서 따뜻한 마음으로 관찰하고 접촉하며 기분을 이해해주는 것이 중요합니다.
모두 훌륭한 간호사가 될 수 있기를 기대하겠습니다.

네, 노력하겠습니다. 감사합니다.

미래의 간호사에게 요구되는 것

전문화에 대응할 수 있는
지식과 기술

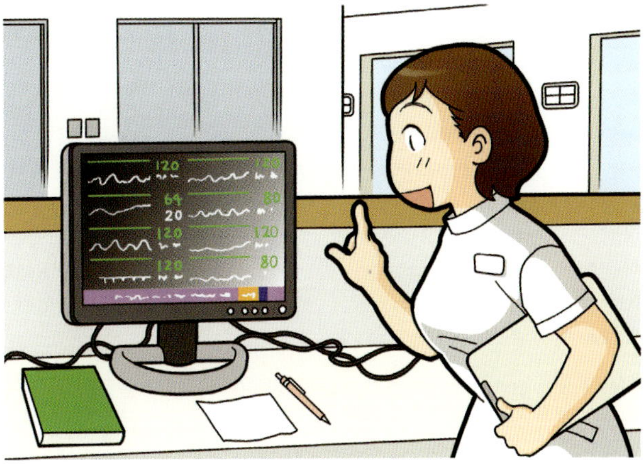

간호에서의 책임

의료와 간호의
중심은 환자

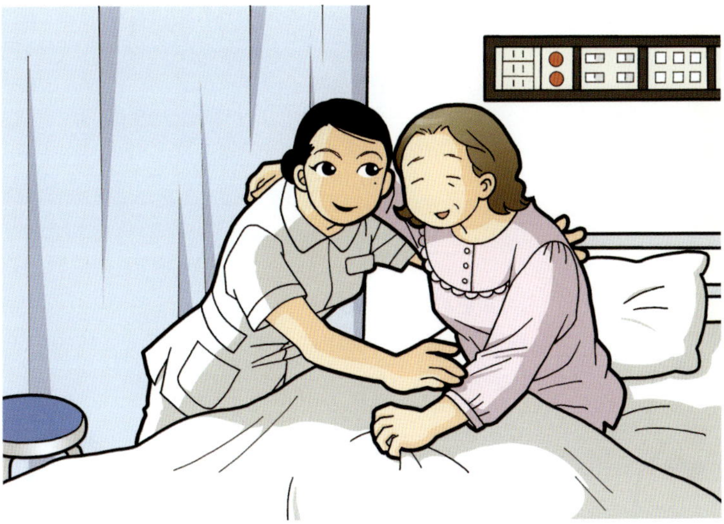

심전도에 관련된 약어 일람

약어	영어	우리말	관련 페이지
ACS	acute coronary syndrome	급성 관상동맥증후군	101
AED	automatic external defibrillator	자동 체외식 잔떨림제거기(제세동기)	134
Af	atrial fibrillation	심방잔떨림(심방세동)	126
AF	atrial flutter	심방된떨림(심방조동)	130
AMI	acute myocardial infarction	급성 심근경색	92
Ao	aorta	대동맥	24, 26
APC	atrial premature contraction	심방 주기외수축	116
AR	aortic regurgitation	대동맥판폐쇄부전	81
AS	aortic stenosis	대동맥판협착	81
AV block	atrioventricular block	방실차단	138
CABG	coronary artery bypass grafting	관상동맥우회로술	
CHF	congestive heart failure	울혈성 심부전	
CPR	cardiopulmonary resuscitation	심폐소생	132
DC	direct current(defibrillation)	직류잔떨림제거(제세동)	134
DCM	dilated cardiomyopathy	확장형 심근증	136
ECG	electrocardiogram	심전도	28
EKG	elektrokardiogramm(독일어)	심전도	28
HCM	hypertrophic cardiomyopathy	비대형 심근증	80
HR	heart rate	심박수	72, 114
HT	hypertension	고혈압	15, 81
IHD	ischemic heart disease	허혈성 심질환	88
IVC	inferior vena cava	아래대정맥(하대정맥)	24, 26
LA	left atrium	왼심방	24, 26
LAD	left anterior descending(artery)	왼관상동맥내림앞가지(좌관상동맥전하행지)	88, 94
LBBB	left bundle-branch block	왼각차단	84
LCA	left coronary artery	왼관상동맥	88
LCX	left circumflex(artery)	왼관상동맥휘돌이가지(좌관상동맥회선지)	88, 98
LV	left ventricle	왼심실	24, 26
LVH	left ventricular hypertrophy	왼심실비대	80

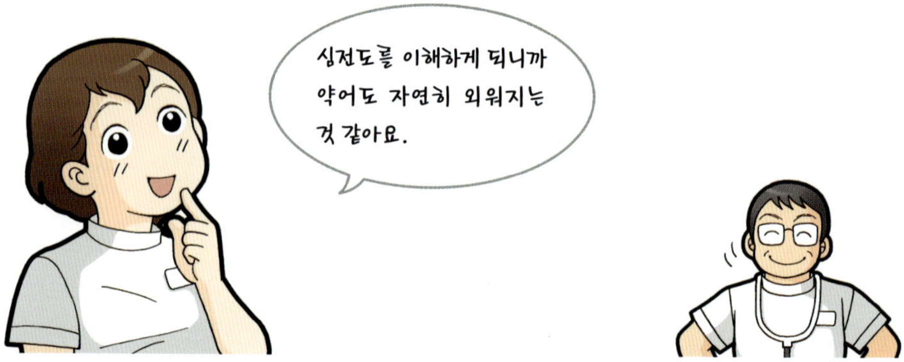

약어	영어	우리말	관련 페이지
MI	myocardial infarction	심근경색	90
MR	mitral regurgitation	승모판폐쇄부전	79, 82
MS	mitral stenosis	승모판협착	79
PA	pulmonary artery	폐동맥	24, 26
PAf	paroxysmal atrial fibrillation	발작성 심방잔떨림(심방세동)	126
PAT	paroxysmal atrial tachycardia	발작성 심방빠른맥(심방빈맥)	123
PM	pacemaker	박동조율기	152
PMI	pacemaker implantation	박동조율기 이식	152
PR	pulse rate	맥박수	108, 114
PSVT	paroxysmal supraventricular tachycardia	발작성 심실위빠른맥(발작성 상심실성 빈맥)	122
PVC	premature ventricular contraction	심실 주기외수축	118
RA	right atrium	오른심방	24, 26
RBBB	right bundle-branch block	오른각차단	84
RCA	right coronary artery	오른관상동맥	88
RV	right ventricle	오른심실	24, 26
RVH	right ventricular hypertrophy	오른심실비대	82
SA block	sino atrial block	굴심방차단	112
SSS	sick sinus syndrome	굴기능부전증후군(동기능부전증후군)	112
SVC	superior vena cava	위대정맥(상대정맥)	24, 26
UCG	ultrasonic cardiography	초음파심장검사(심장초음파)	128
Vf	ventricular fibrillation	심실잔떨림(심실세동)	132
VT	ventricular tachycardia	심실빠른맥(심실빈맥)	124

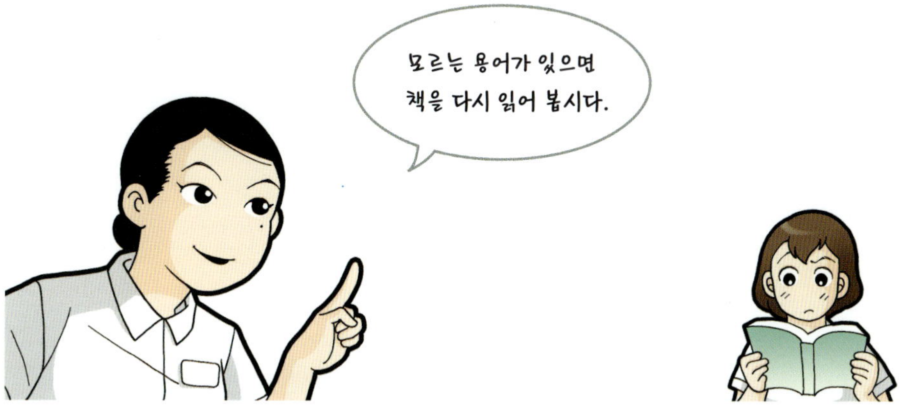

Chapter 8

찾아보기

- 영어
- 한글

[영어]

A

B

C

D

E

H

I

L

M

N

P

Q

R

S

T

U

V

W

[한글]

Chapter8

감수진

김복랑 교수 선린대학교 간호학과
김정애 교수 경복대학교 간호학과
김혜숙 교수 초당대학교 간호학과
류세앙 교수 목포대학교 간호학과
박연환 교수 서울대학교 간호대학
배익렬 교수 군산간호대학교 간호학과
서남숙 교수 동신대학교 간호학과
안혜정 교수 선린대학교 간호학과
이윤정 교수 우석대학교 간호학과
채선옥 교수 서라벌대학교 간호학과
최미숙 교수 예수대학교 간호학과
최자윤 교수 전남대학교 간호학과
한승희 교수 청암대학교 간호학과
(가나다 순)

쉽게 배우는

심전도 Electro Cardio Gram

2014년 8월 20일 초판 인쇄
2014년 8월 25일 초판 발행

저 자 OKUDE JYUN
번 역 도서출판 의학교육 편집부
감 수 김복랑 · 김정애 · 김혜숙 · 류세앙 · 박연환
배익렬 · 서남숙 · 안혜정 · 이윤정 · 채선옥
최미숙 · 최자윤 · 한승희
발 행 인 최경희 · 이정은
발 행 처 도서출판 의학교육
등록번호 제 2013-114 호
주 소 서울시 영등포구 양산로 128(당산동 1가 306) 백양빌딩 501호
Tel. 02) 2637-4806, 4863 Fax. 02) 2637-4807
홈페이지 www.medipub.co.kr
E - mail okpress1208@naver.com
정 가 25,000 원
I S B N 979-11-85682-16-7 93510